Annette Bopp | Dr. med. Thomas Breitkreuz

Bluthochdruck SENKEN

Das bewährte 3-Typen-Konzept

Mit vielen Tipps und Anwendungen aus Schul- und Naturmedizin

Inhalt

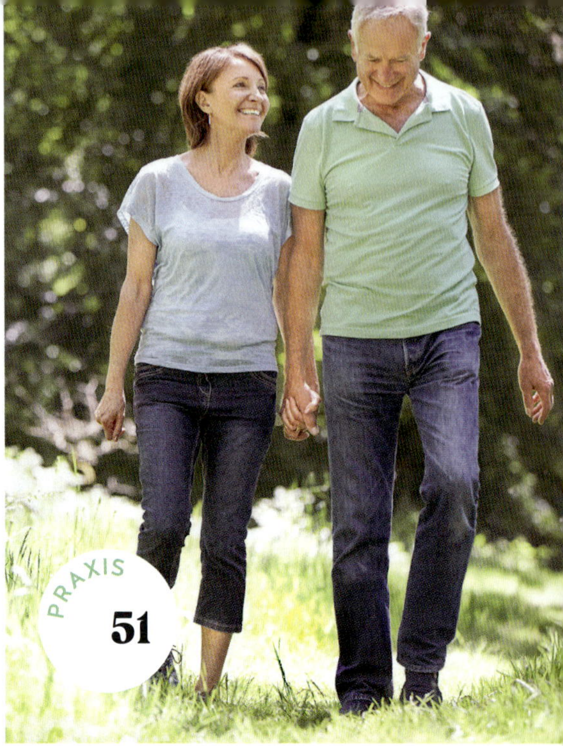

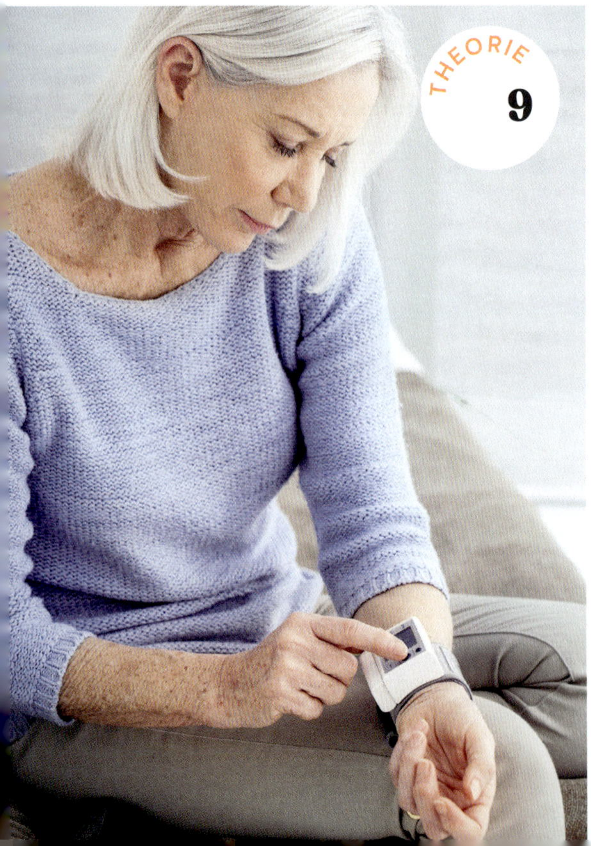

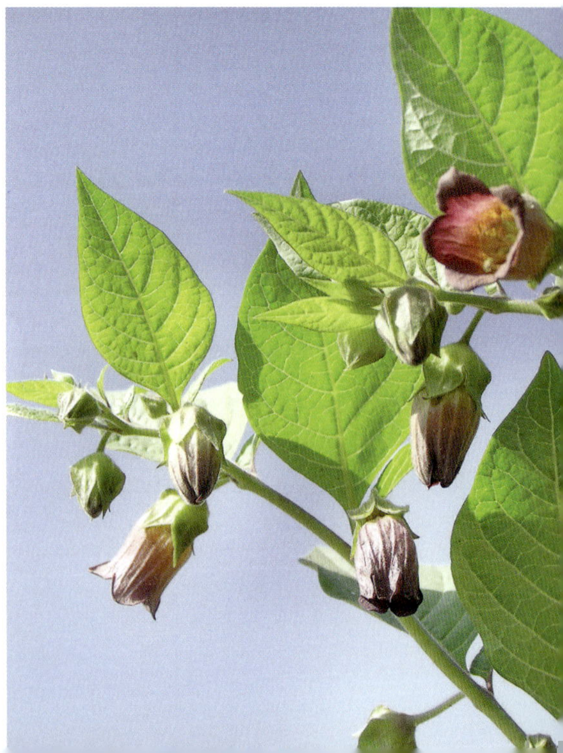

Theorie

Praxis

Service

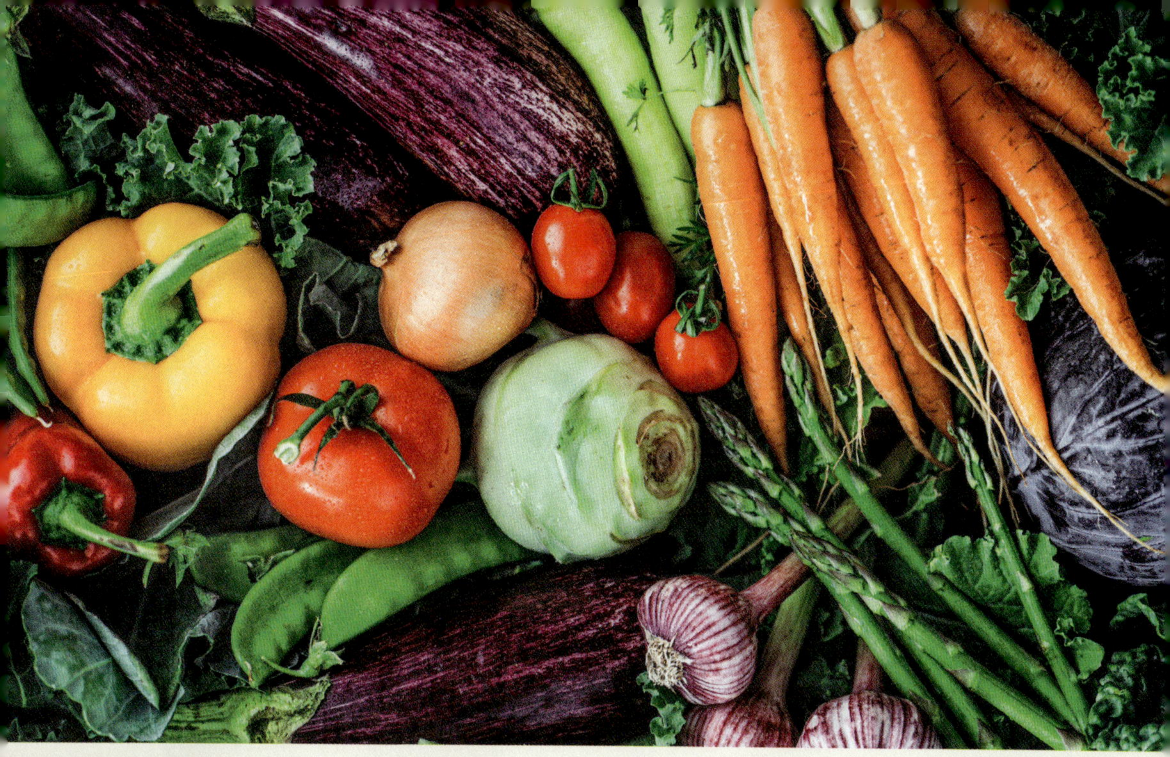

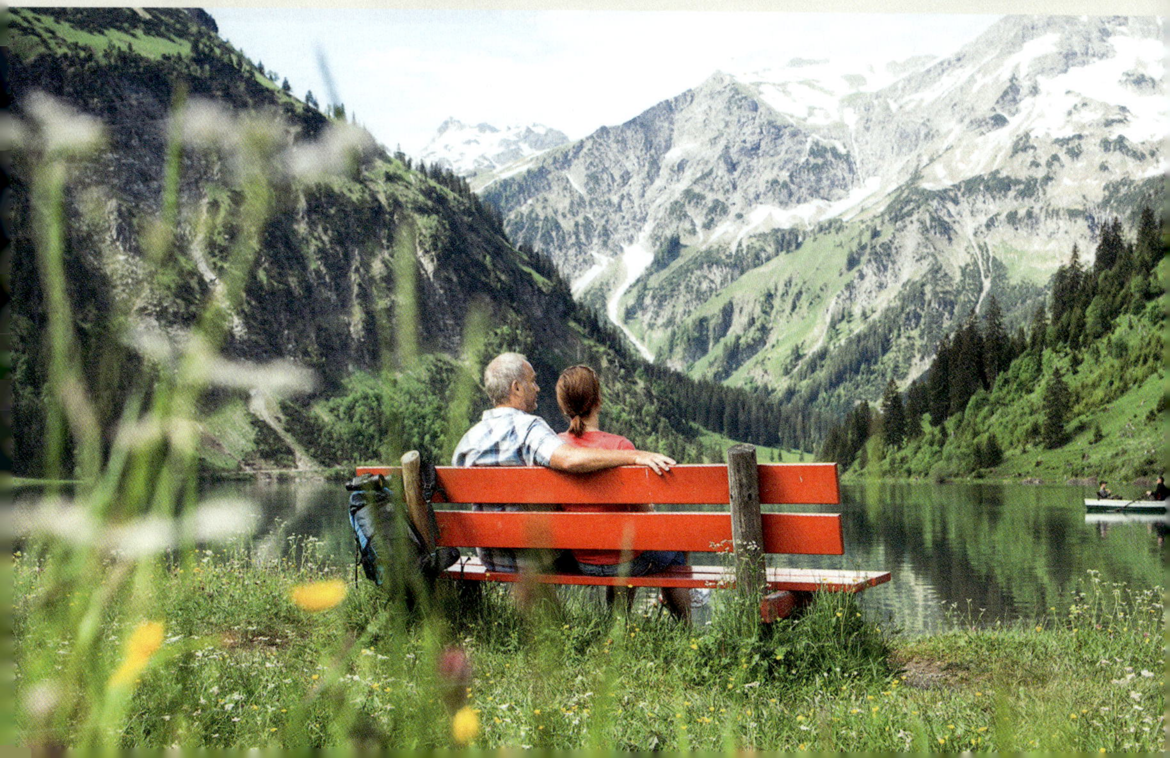

Zahlreiche wissenschaftliche Studien zeigen eindeutig: Die Lebensweise ist entscheidender als Medikamente – und Handeln oft wichtiger als Behandeltwerden.

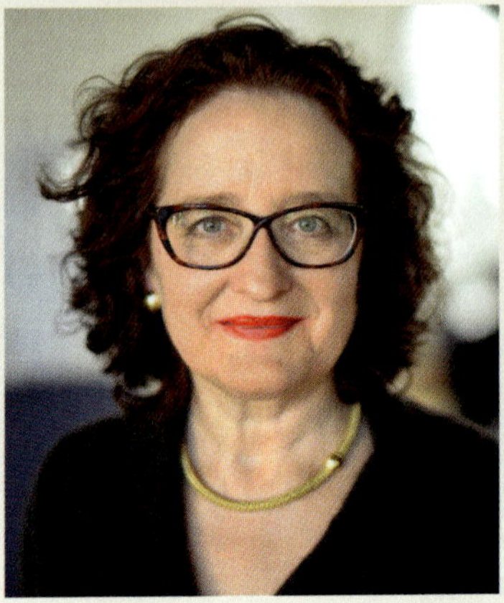

ANNETTE BOPP

Die Diplom-Biologin und Journalistin für Medizin und Kultur arbeitet für namhafte Zeitungen, Magazine und Verlage. Als Autorin hat sie über 35 Sachbücher verfasst. Außerdem bloggt sie unter www.frolleindoktor.de und textet Homepages. Für ihre Arbeit wurde sie mehrfach ausgezeichnet.

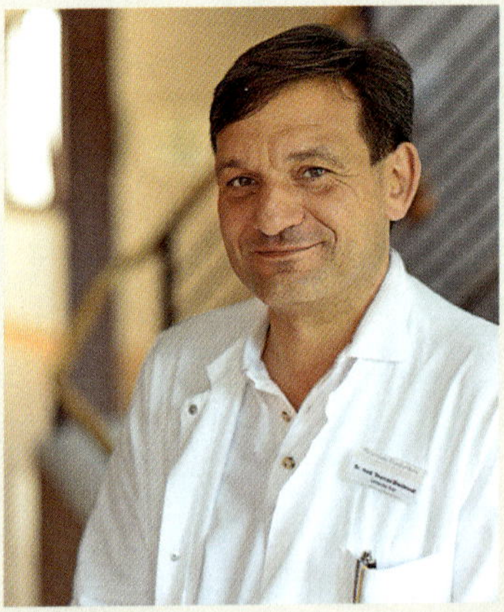

DR. MED. THOMAS BREITKREUZ

Der Internist ist Leitender Arzt des Paracelsus-Krankenhauses Unterlengenhardt (Klinik für Innere Medizin/ Anthroposophische Medizin) sowie Sprecher des Kompetenznetzes Integrative Medizin Baden-Württemberg. Seine wissenschaftliche Arbeit wurde mehrfach ausgezeichnet.

Bluthochdruck ist eine der Hauptursachen für Herz-Kreislauf-Erkrankungen, auf deren Konto hierzulande die meisten Todesfälle gehen. Inzwischen hat sich das Verständnis der Bluthochdrucktherapie grundlegend gewandelt. Handeln wurde wichtiger als Behandeltwerden – die Lebensweise ist entscheidender als Medikamente. Auf dieser Grundlage sowie auf der Basis vieler Patientenerfahrungen konnte ein modernes Therapiekonzept entwickelt werden: das Drei-Typen-Konzept gegen hohen Blutdruck. Es wird heute in vielen ärztlichen Praxen und Kliniken eingesetzt und entspricht einer individuell orientierten ganzheitlichen Medizin. Dabei bezieht es alle Möglichkeiten aus Naturheilkunde, Anthroposophischer Medizin und konventioneller Medizin mit ein. Und es ist ein Programm, das richtig Spaß macht! Denn es geht nicht darum, ein statistisch errechnetes Risiko zu senken, sondern das Leben so zu verändern, dass Einseitigkeiten der Konstitution sowie alltägliche Belastungen ausgeglichen werden. Dann sinkt der Blutdruck, und die Lebensqualität verbessert sich grundlegend. Das Schöne dabei: Der Hauptakteur sind Sie, und der Effekt ist rasch spürbar: höhere Leistungsfähigkeit, mehr Spannkraft und vor allem eine deutlich gesteigerte Lebensfreude.
Probieren Sie's doch einfach mal aus!

Annette Bopp *Dr. med. Thomas Breitkreuz*

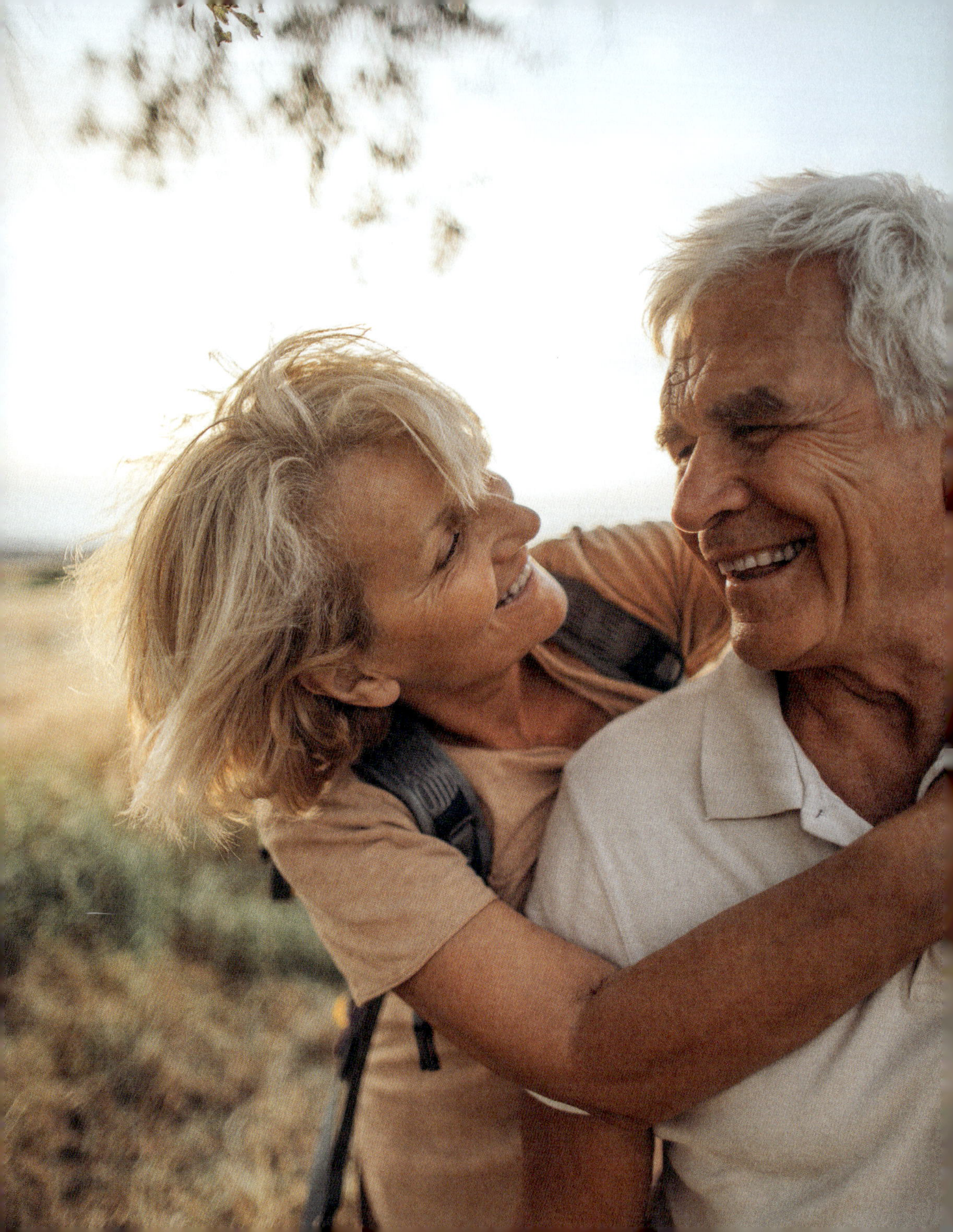

Blutdruck und Gesundheit

Ein normaler Blutdruck ist die Grundlage dafür, dass wir uns aufrichten, aufrecht stehen und gut denken können.

Warum das Blut unter Druck steht

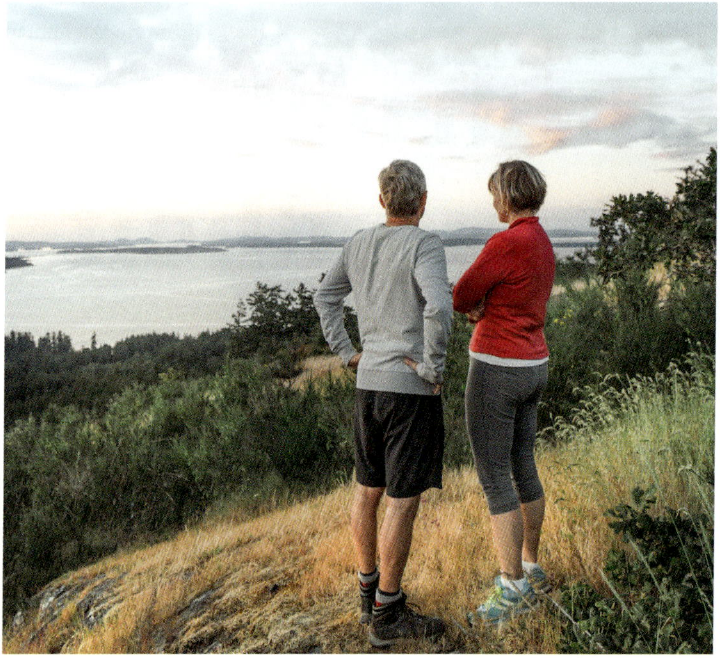

Alles was fließt, steht unter Druck – auch das Blut braucht einen gewissen Druck, damit wir wach sein, uns aufrichten, bewegen und denken können. Wenn dieser Druck zu stark abfällt, werden wir ohnmächtig. Ein ausreichend hoher Blutdruck ist deshalb eine wesentliche Voraussetzung für ein aktives Leben.

Der Blutdruck – ein ständiges Auf und Ab

Der Blutdruck ändert sich ständig. Mit jedem Herzschlag bildet er sich neu aus, und der Organismus muss ihn den jeweiligen Lebensverhältnissen entsprechend regulieren.
Beim Schlafen ist der Druck niedriger als im Wachzustand. Um das Aufwachen zu ermöglichen, erhöht der Organismus eine bis zwei Stunden vorher den Blutdruck: Die Aktivität der sogenannten Sympathikusnerven nimmt zu, das Herz schlägt schneller, die Spannung in den Muskeln der Blutgefäße erhöht sich. Dass wir damit wieder schneller zu uns kommen, zeigt sich auch in den Träumen: Je näher das Aufwachen rückt, desto »realer« träumen wir. In den ersten Stunden des Schlafs dagegen sind die Träume fantasievoller und weniger realistisch.
Im Liegen ist der Blutdruck niedriger als im Sitzen oder Stehen. Beim Aufstehen muss er sich jedoch rasch erhöhen, damit das Gehirn ausreichend mit Blut versorgt wird. Wenn diese schnelle Druckerhöhung nicht gut gelingt, kann es einem kurz schwarz vor den Augen werden.
Wenn wir uns bewegen und dabei die Muskeln anspannen, muss die Muskulatur stärker durchblutet werden. Auch dafür braucht es einen höheren Blutdruck. Er muss so hoch sein, dass ein angespannter Muskel noch gut versorgt wird.
Nach dem Essen ist die Durchblutung im Magen-Darm-Trakt um das Drei- bis Vierfache gesteigert. Dann ist es anstrengender, den Blutdruck im Gehirn in der üblichen Höhe aufrechtzuerhalten. Deshalb haben wir nach dem Essen oft das Bedürfnis zu ruhen.
Wenn der Körper zu wenig Flüssigkeit erhält, sinkt der Blutdruck ab – und die Anspannung in den kleinen Arterien steigt. Sie müssen sich dann stärker zusammenziehen, um den Blutdruck aufrechtzuerhalten. Und das Herz muss schneller schlagen, um das Blut noch im Kreislauf zu halten. Im Extremfall kann der Kreislauf sogar zusammenbrechen, weil kein ausreichender Blutdruck mehr erzeugt werden kann, und eine Ohnmacht tritt ein. Deshalb sollten Sie täglich genug trinken.

Blutdruck und Bewusstsein

Mit einem ausreichend hohen Blutdruck hält sich der Mensch mit seinem Bewusstsein gewissermaßen in sich fest. Umgekehrt verliert er sich, wenn der Druck zu stark absinkt. Wenn junge Menschen zum Beispiel bei einem Rockkonzert vor lauter Begeisterung ohnmächtig werden, sind sie mit ihrem Bewusstsein außer sich. Dabei erweitern sich die Blutgefäße vor allem in den Außenbereichen des Körpers, der Blutdruck sinkt ab, und das Gehirn kann nicht mehr ausreichend versorgt werden. Ein paar Sekunden in der Horizontalen mit hochgelegten Beinen reichen dann aus, um das Bewusstsein wiederzuerlangen.

Scheiden die Nieren vermehrt Salze und Flüssigkeit aus, sinkt der Blutdruck ebenfalls. Umgekehrt können sie beides zurückhalten, um den Druck zu erhöhen. Das geschieht, indem sie den Eiweißstoff Renin abgeben, ein Enzym, mit dessen Hilfe das Hormon Angiotensin gebildet wird. Dieses stellt die Blutgefäße eng und regt die Nebennieren an, das Hormon Aldosteron abzugeben. Es bewirkt, dass die Nieren weniger Salz ausscheiden. Dadurch lagert der Körper verstärkt Wasser ein und der Blutdruck steigt. Blockiert man diesen Mechanismus, sinkt er. Nach diesem Prinzip wirken auch viele blutdrucksenkende Medikamente *(siehe Seite 107)*.

EINFLUSS DER PSYCHE

Seelische Einflüsse und Stress beeinflussen den Blutdruck ebenfalls. Beides wirkt sich auf die Spannung in den Blutgefäßen aus, die sich dadurch erweitern oder verengen. Das gilt für Freude und Glück ebenso wie für Kummer, Zorn und Trauer. Wer schlagartig in starke Erregung gerät – aus Wut, Angst oder Aufregung –, steht unter hohem Druck. Sobald die Anspannung ein Ventil findet und sich löst, sinkt der Druck wieder ab.
Der Blutdruck wird von Herzschlag zu Herzschlag neu justiert und schwankt dabei immer um einen gewissen Grundwert. Diese Schwingungsfähigkeit des Blutdrucks, sich jeder Situation anpassen zu können, ist eine Voraussetzung für einen stabilen Kreislauf und eine selbstbestimmte Lebensaktivität.

Kreislauf und Blutgefäße

Das Blut strömt in einem ständigen Kreislauf durch die Adern, mit dem Herzen als Mittelpunkt. Der Gesamtkreislauf ist dabei funktionell dreigeteilt: in Kopf-, Lungen- und Körperkreislauf. Der Kopfkreislauf ist gegenüber den anderen Kreisläufen relativ autonom. Das Gehirn ist in der Lage, in den Blutgefäßen, die die Nervenzellen versorgen, einen konstanten Druck zu erzeugen. Das gewährleistet eine stets ausreichende Durchblutung und somit auch das Bewusstsein sowie alle vom Gehirn

Drei Kreisläufe

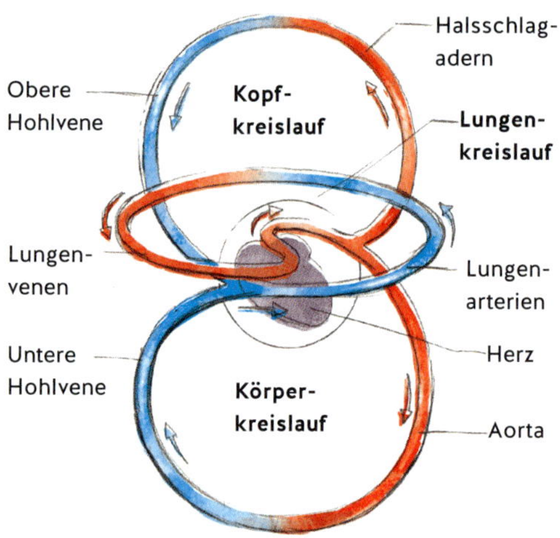

Der gesamte Blutkreislauf setzt sich aus Kopf-, Lungen- und Körperkreislauf zusammen

ausgehenden Steuerungsfunktionen – egal, ob wir gerade ruhen, laufen oder uns aufregen. Bewusstes Denken, Fühlen und Wollen sollen möglichst wenig von körperlichen Vorgängen beeinflusst sein – das befähigt zu menschlicher Autonomie. Auch für die Sauerstoffversorgung ist ein möglichst konstant bleibender Blutdruck wichtig. Das Gehirn benötigt allein ein Viertel des im Blut vorhandenen Sauerstoffs. Erst wenn bestimmte Grenzen über- oder unterschritten werden, gelingt es nicht mehr, den Druck im Kopf auf einem gleichbleibenden Level zu halten.

Die Grenze dafür liegt beim hohen Blutdruck bei 230/240 mmHg für den oberen und bei 130 mmHg für den unteren Wert *(siehe Seite 20)*. Typische Symptome einer solchen »hypertensiven Krise« sind Kopfschmerzen, Übelkeit, Schwindel oder sogar Lähmungserscheinungen sowie Koordinationsstörungen. Steigt der Blutdruck noch weiter an, können auch Krampfanfälle vorkommen. All das zeigt, dass das Gehirn in seiner Funktion beeinträchtigt wird. Deshalb ähneln die Beschwerden denen eines Schlaganfalls.

DER AUFBAU VON ARTERIEN UND VENEN

Bei den Blutgefäßen unterscheiden wir zwischen Arterien, die vom Herzen wegführen, und Venen, die zum Herzen hinführen. Arterien transportieren vorwiegend sauerstoffreiches Blut, das aus der linken Herzkammer über die Körperschlagader (Aorta) in Kopf und Körper gelangt. Lediglich die Lungenarterie befördert sauerstoffarmes Blut aus der rechten Herzkammer zur Lunge hin, wo es in den Lungenbläschen Kohlendioxid abgibt und Sauerstoff aufnimmt, um dann über die Lungenvene zur linken Herzkammer und von dort in Kopf und Körper zu fließen.

Die Körperschlagader ist mit 40 Zentimeter Länge und mit 2 bis 2,5 Zentimeter Durchmesser das größte Blutgefäß des Körpers. Sie entspringt an der linken Herzkammer und verzweigt sich danach in immer feinere Äste und Ästchen.

Arterien

Arterien bestehen aus drei Schichten: Die erste Schicht, die Gefäßinnenwand (Intima), ist ein sehr dünnes und empfindliches Häutchen mit einer extrem glatten Oberfläche. Sie bietet dem Blut möglichst wenig Widerstand, damit es gut hindurchströmen kann. Die mittlere Schicht (Media) besteht aus weichen, glatten Muskelzellen sowie einem Netz aus elastischen Fasern. Diese Muskulatur kann nicht willentlich gesteuert werden. Stattdessen zieht sie sich zusammen oder erschlafft aufgrund von Nervenimpulsen aus der faserigen, aus Bindegewebe bestehenden Außenhülle des Blutgefäßes (Adventitia) oder auch über Temperatureinflüsse.

Venen

Venen sind zweischichtig aufgebaut. Ihre Wand ist dünner als die der Arterien und

besteht aus einem wiederum sehr dünnen inneren Häutchen und einer umgebenden Muskelschicht. Im Längsverlauf vieler Venen, vor allem in den Beinen, sind in bestimmten Abständen quer liegende Klappen eingebaut. Sie sorgen dafür, dass das Blut immer nur in eine Richtung – zum Herzen hin – und nicht etwa in die Beine, Füße oder Arme zurückfließen kann.
Venen erscheinen eher bläulich und verlaufen zum großen Teil oberflächlich unter der Haut – gut zu sehen an Hand- und Fußrücken, an der Innenseite des Ellenbogengelenks sowie an der Schläfe. Pulsfühlen und Blutdruckmessen geschieht an Arterien, Blutabnehmen dagegen an Venen; aus Arterien würde das Blut pulsierend herausspritzen. In den Venen herrscht kein Druck, sondern ein Sog, der über die Atmung erzeugt wird: Indem wir unseren Brustkorb dehnen, wird das Blut durch Unterdruck angesaugt. Außerdem werden die Venen durch die Bewegungen der sie umgebenden Skelettmuskulatur und durch die Impulse der Arterien (je zwei Venen verlaufen um jede Arterie, die sie durchpulst) unter Druck gesetzt. Deshalb ist Bewegung so wichtig, um einen guten Rückfluss des Blutes aus Armen und Beinen zu gewährleisten!

Kapillaren

Arterien und Venen sind über Kapillaren miteinander verbunden. Das sind besonders feine Blutgefäße am Ende der arteriellen Strombahn. Sie bestehen aus einer dünnen Innenhaut sowie diese umgebenden Hüllzellen. Die Kapillarzone macht aufgrund ihrer filigranen Verästelung fast 60 Prozent der gesamten Oberfläche der Blutgefäße aus. Hier besteht nur noch ein minimaler, kaum messbarer Blutdruck, es ist die Ernährungszone des Gewebes und ähnelt einem gut durchsickerten Waldboden. Da kaum noch ein Blutdruck besteht, der die Flüssigkeit antreiben könnte, tritt diese aus den Kapillaren ins Gewebe über

Die Blutgefäße: ein feinst verzweigtes Netz

Arterien und Venen durchziehen den Körper wie ein feinmaschiges Netz von insgesamt 140 000 Kilometern Länge (das entspricht dem dreieinhalbfachen Erdumfang) mit einer Gesamtoberfläche von 6000 bis 7000 Quadratmetern – so groß wie ein Fußballfeld! Es gibt 40 große Arterien, von denen 600 Äste ausgehen, die sich in 1800 kleine Arterien verzweigen. Von diesen wiederum gehen 40 Millionen Arteriolen und 1,2 Milliarden Kapillaren von jeweils 0,5 bis 4 Millimeter Länge ab. Ähnlich komplex ist das Netz der Venen: Rund 80 Millionen Venolen vereinigen sich zu 1800 Venenzweigen, diese wiederum zu 600 Venenästen und 40 großen Venen, die letztendlich in die Hohlvenen münden.

Wussten Sie …

… dass die aufgetriebenen Bäuche bei unterernährten Menschen die Folge eines Eiweißmangels sind? Ihrem Organismus gelingt es nicht mehr, die Flüssigkeit im Bereich der Kapillaren wieder in die Blutbahn hineinzuziehen. Beine und Arme sind dagegen aufgrund des ebenfalls durch Eiweißmangel bedingten Muskelschwunds nur noch Haut und Knochen.

und wird auch wieder in die Kapillaren aufgenommen. In welcher Menge und mit welchen Bestandteilen dies geschieht, hängt davon ab, welche stofflichen Konzentrationen in der Umgebung vorliegen. Hier findet der Stoffwechsel statt: Sauerstoff wird abgegeben, Kohlendioxid aufgenommen; Fette werden in Eiweißstoffe verpackt und als sogenannte Lipoproteine weiterverarbeitet; Mineralien und Spurenelemente werden ausgetauscht. Es ist ein ständiges Geben und Nehmen, ein Stoff-Wechsel im wahrsten Sinne des Wortes.

Die gesamte Regeneration, alles Wachsen und Gedeihen findet also in einem Gebiet mit kaum noch messbarem Blutdruck statt. Dass es so weit kommen kann, ist vom Blutdruck und von der Impulsierung durch das Herz abhängig.

Im Anschluss an die Kapillarzone nehmen Venolen das Blut wieder auf und leiten es in das venöse System und zum Herzen zurück.

Wie der Blutdruck zustande kommt

Der Blutdruck ist der Druck, unter dem das Blut in den Adern strömt. Dabei fließt das Blut jeweils von den Orten höheren Drucks zu denen niedrigeren Drucks. Das ist eine bekannte physikalische Grundregel, die zum Beispiel auch in der Meteorologie für das Wetter gilt, wo analog dazu ein Tiefdruckgebiet die Luft aus dem Hoch anzieht.

Der Druck in den Arterien wird bestimmt durch die Blutmenge, den Herzschlag und den Widerstand, den die Blutgefäße dem Blutfluss entgegensetzen. Vor allem der Widerstand in den winzigen Arteriolen in den herzfernen Körperbereichen ist entscheidend: Wenn sie nicht elastisch genug sind, um sich zusammenzuziehen, kann sich der Blutdruck nicht gut aufbauen. Die Arterien müssen also bis in die kleinsten Verzweigungen hinein stets unter einer gewissen Spannung stehen – nur dann kann das Blut gut bis in die letzten Verästelungen hineinströmen.

WARUM DER BLUTDRUCK WALZER TANZT

Über den Tag hinweg unterliegt der Blutdruck einer bestimmten Rhythmik, er steigt und sinkt. Um 3 Uhr morgens ist der Blutdruck am niedrigsten. Es ist die Zeit der »biologischen Mitternacht«, wo der Schlaf am tiefsten ist. Ab etwa 4 Uhr steigt der Blutdruck langsam an und bereitet uns aufs Aufwachen vor.

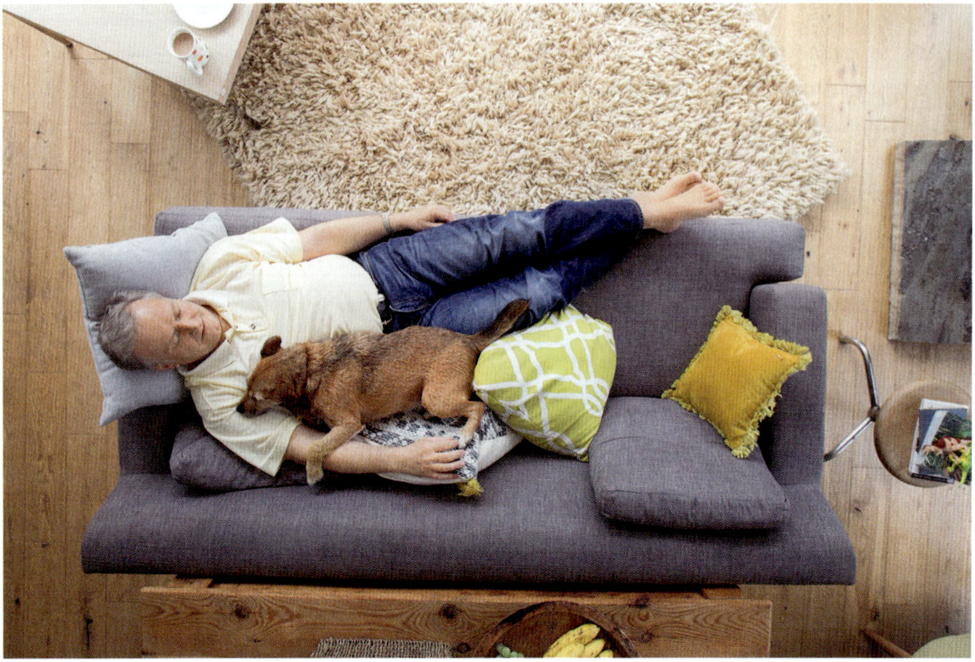

Wenn der Blutdruck nach dem Essen sinkt, ist ein kurzer Mittagsschlaf besonders erholsam

Wenn der Wecker klingelt, steigt er schlagartig weiter an – und ermöglicht damit das Aufstehen. Er bleibt dann den ganzen Morgen über relativ hoch; deshalb sind wir normalerweise morgens am leistungsfähigsten. Nach dem Mittagessen sinkt der Blutdruck, deshalb werden wir leicht müde. Ein kurzes Nickerchen ist in dieser Zeit also durchaus sinnvoll. Anschließend steigt der Blutdruck wieder an und erreicht um 19 Uhr sein zweites Maximum, um danach wieder abzusinken.

AUF DEN RHYTHMUS KOMMT ES AN

Je besser die Schwingungsfähigkeit des Blutdrucks ausgeprägt ist, desto stabiler ist der Kreislauf. Frauen sind hier im Vorteil: Aufgrund des monatlichen Zyklus ist der Blutdruck bei ihnen anpassungsfähiger. Erst nach den Wechseljahren lässt die Elastizität nach, weshalb der Blutdruck bei vielen Frauen in dieser Zeit ansteigt. Dem lässt sich allerdings mit einer rhythmischen Lebensgestaltung gut gegensteuern.

Den Beweis liefert eine Studie mit italienischen Nonnen. Ärzte hatten 144 Benediktinerinnen und eine Kontrollgruppe von 138 Frauen aus der Bevölkerung mit einem durchschnittlichen Alter von 34 bis 38 Jahren über 20 Jahre hinweg hinsichtlich der Entwicklung ihres Blutdrucks beobachtet. Das wichtigste Ergebnis: Während bei den Frauen der Kontrollgruppe der Blutdruck von 130/80 mmHg zu Beginn der Studie auf 165/100 mmHg (jeweils Mittelwerte) anstieg, blieb er bei den Benediktinerinnen auf 130/80 mmHg. Keine von ihnen bekam Bluthochdruck. Einflussgrößen wie eine familiäre Neigung zu hohem Blutdruck, Herz-Kreislauf-Erkrankungen, Gewicht, Salzverbrauch, Tee- und Kaffeekonsum, Wechseljahre sowie Bildungsgrad waren dabei vergleichbar. Das heißt, zwischen den beiden Gruppen bestanden in dieser Hinsicht keine Unterschiede. Die einzige Erklärung für den beobachteten drastischen Unterschied beim Blutdruck ist die Lebensweise im Kloster. Die Nonnen haben einen durch und durch rhythmisch strukturierten Tages-, Wochen-, Monats- und Jahresablauf, der seit Jahrhunderten geprägt ist von Beten und Arbeiten (»ora et labora«), wobei die Stundengebete zu immer gleichen Zeiten erfolgen.

Es ist zugleich ein Rhythmus zwischen Aktivität und Kontemplation, zwischen praktischem Tun und Spiritualität, zwischen Gemeinschaftsleben und Alleinsein. Dabei ist das ganze Leben durchdrungen von einer tiefen, ehrlichen Sinnsuche.

Nächtlicher Blutdruck

In der Nacht soll der Blutdruck deutlich absinken (»Dipping«) – Zeichen für eine gute Erholungsphase des Organismus. Dabei sollte der Wert um mehr als 10, aber weniger als 20 Prozent niedriger sein als der Tagesmittelwert (»Normal Dipper«). Liegt der Wert bei weniger als 10 Prozent (»Non-Dipper«) oder über 20 Prozent (»Extreme Dipper«), erhöht sich bei Hochdruckpatienten das Risiko für Organschäden. Beides ist ein Hinweis auf eine besondere Gefährdung, ebenso wenn der Blutdruck nachts höher ist als am Tag (»Inverted Dipper«).

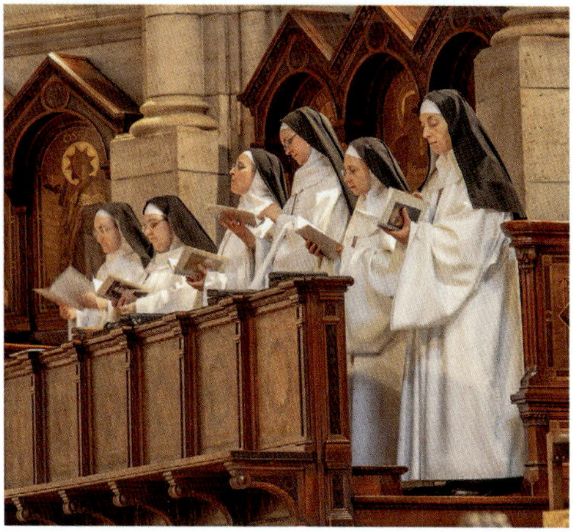

Die Stundengebete im Kloster finden immer zur gleichen Zeit statt – das gliedert den Tag

Der Tagesablauf im Kloster

In einem Benediktinerinnen-Kloster ist der Tag sehr rhythmisch gegliedert. Aktivität und geistige Besinnung wechseln sich immer wieder ab, wie dieses Beispiel zeigt:

05.45 Uhr	Aufstehen
06.00 Uhr	Gebet der ersten Tagesstunde (Prim)
06.30 Uhr	Versammlung, Fortsetzung der Gebete, Arbeitsverteilung, Frühstück
08.00 Uhr	Arbeit in verschiedenen Bereichen
09.00 Uhr	Gebet der dritten Tagesstunde (Terz)
09.15 Uhr	Messe, anschließend Arbeit
11.30 Uhr	Gebet der sechsten Tagesstunde (Sext)
12.00 Uhr	Mittagessen und Ruhepause
14.00 Uhr	Gebet der neunten Tagesstunde (Non)
14.30 Uhr	Arbeit
16.30 Uhr	Abendandacht (Vesper)
17.30 Uhr	Abendessen mit Austausch über das Tagesgeschehen
19.30 Uhr	Geistliche Lesung
20.00 Uhr	Komplet (Gebet), anschließend Nachtruhe

Im Gegensatz zu den Nonnen sind andere Frauen vielfältigen Stress auslösenden Faktoren ausgesetzt: Sie stellen sich täglich der Herausforderung, Beruf und Haushalt, Partner und Kinder unter einen Hut zu bekommen. Existenzangst, Sorge um den Arbeitsplatz, familiärer Stress, Lebenskrisen, finanzielle Not, Lärm und andere schädigende Umwelteinflüsse sind ihre täglichen Begleiter. Und auch wenn Jahresfeste wie Ostern und Weihnachten oder die Jahreszeiten das Jahr rhythmisch gliedern, so ist ihr Tagesablauf doch wesentlich unstrukturierter als der einer Ordensschwester.

Wenngleich es für die meisten Menschen sicher unrealistisch wäre zu sagen: »Strukturiert euer Leben wie die Nonnen im Kloster!« – ein bisschen von dieser rhythmisch gegliederten, ständig zwischen zwei Polaritäten atmenden Lebensweise können wir uns durchaus zum Vorbild nehmen. Näheres erfahren Sie *ab Seite 94*.

Wie der Blutdruck gemessen wird

Der Arzt misst den Blutdruck meist konventionell mit einer Manschette am Oberarm. Diese bläst er mit einem Gummiball als Blasebalg so stark auf, dass die Schlagader im Arm abgepresst wird. Das kann ein etwas unangenehmes Gefühl verursachen – denn je höher der Druck ansteigt, desto stärker kneift es am Arm. Der Druck wird auf einem Manometer angezeigt, dem am Blasebalg angebrachten Messinstrument. Gleichzeitig legt der Arzt die Membran eines Hörrohrs (Stethoskops) auf die Innenseite der Armbeuge am Ellenbogen, damit er dort den Pulsschlag abhören kann. Die Armmanschette wird immer so weit aufgepumpt, dass der Druck hoch genug ist, um die Arterie komplett abzudrücken, sodass mit dem Stethoskop kein Pulsgeräusch mehr zu hören ist.

Dann wird möglichst langsam Luft aus der Armmanschette abgelassen. Je langsamer dies geschieht, desto genauer ist die Messung. Wenn das Blut wieder fließen kann, ist der erste Ton des Pulsgeräuschs zu hören. Diese Pulswelle entspricht dem Herzschlag. Sie entsteht, wenn sich die linke Herzkammer zusammenzieht (Systole) und das Blut in die Aorta auswirft. Der Druck in diesem Moment des ersten Pulsgeräuschs ist der obere – systolische – Wert des Blutdrucks. Aus der Manschette wird dann die Luft langsam weiter abgelassen, bis kein Pulsgeräusch mehr zu hören ist. Das ist der Moment, in dem sich die linke Herzkammer dehnt, um das Blut aus dem Herzvorhof aufzunehmen (Diastole). Dieser Druck gibt den unteren – diastolischen – Blutdruckwert an.

Der Blutdruck wird immer in Millimeter Quecksilbersäule angegeben, abgekürzt mmHg. Dabei entspricht 1 mmHg dem Druck, der eine Quecksilbersäule um einen Millimeter ansteigen lässt.

Richtig messen

Achten Sie darauf, dass der Blutdruck beim ersten Mal immer an beiden Armen gemessen wird. Unterscheidet sich der Druck um mehr als 5 mmHg, gilt der höhere Druck als maßgeblich. Manchmal senkt eine Engstelle in einer der vorgeschalteten Arterien in der Brust, am Schlüsselbein oder Oberarm den Druck und verfälscht den Wert.

SELBST MESSEN – DARAUF MÜSSEN SIE ACHTEN!

Den Blutdruck zu Hause selbst zu bestimmen, ist heute gang und gäbe – und durchaus sinnvoll. Am weitesten verbreitet sind Geräte zur Messung am Handgelenk. So einfach das Messen ist – einige wichtige Hinweise sollten Sie beachten, damit Sie den Blutdruck korrekt bestimmen können:

- *Bevor Sie messen, sollten Sie fünf bis zehn Minuten ruhig sitzen. Denn wenn Sie den*

Blutdruck aus einer Aktivität heraus messen (etwa nach dem Treppensteigen), ermitteln Sie zu hohe Werte!

- *Messen Sie grundsätzlich im Sitzen und wählen Sie für die Messung immer den Arm, an dem der Blutdruck als korrekt bestimmt wurde (siehe Seite 19).*
- *Achten Sie darauf, dass die Manschette stramm anliegt, und halten Sie den Arm während des Messvorgangs ruhig.*
- *Die Manschette sollte sich während des Messvorgangs auf Herzhöhe befinden, nicht tiefer und nicht höher, sonst misst das Gerät den Wert nicht korrekt.*
- *Wenn Sie die Messung wiederholen wollen, warten Sie eine halbe bis eine Minute bis zum nächsten Messvorgang.*

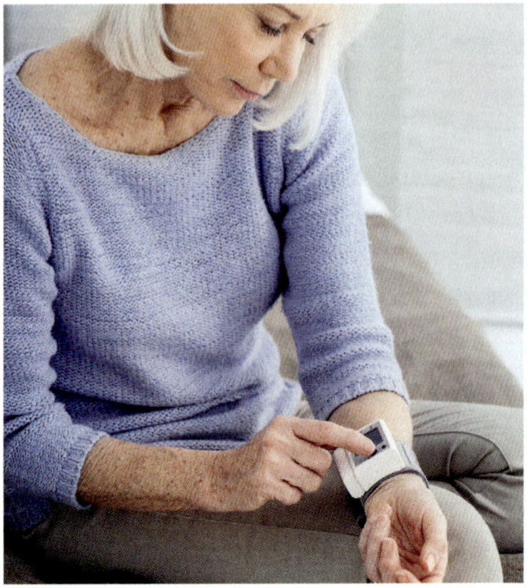

Beachten Sie bitte immer die Regeln, die beim Selbstmessen einzuhalten sind

Normale und erhöhte Blutdruckwerte in Ruhe

	OBERER WERT IN mmHg	UNTERER WERT IN mmHg
Optimaler Blutdruck	120	80
Normaler Blutdruck	unter 130	unter 85
Hoch normaler Blutdruck	130-139	85-89
Isoliert erhöhter systolischer Blutdruck	über 140	unter 90
Leicht erhöhter Blutdruck (Grad 1)	140-159	90-99
Mittelschwer erhöhter Blutdruck (Grad 2)	160-179	100-109
Stark erhöhter Blutdruck (Grad 3)	über 180	über 110
Hypertensive Krise (lebensbedrohlich)	über 230	über 130

Wenn Sie ein Messgerät mit Oberarmmanschette haben, legen Sie die Manschette etwa zwei Fingerbreit über der Armbeuge an und lassen Sie etwa zwei Finger Luft – so können Sie beim Aufblasen ausreichend Druck aufbauen, ohne dass es zu sehr schmerzt. Legen Sie den Unterarm am besten im Sitzen auf dem Tisch ab, auf dem auch das Messgerät steht. Damit befindet sich der untere Rand der Manschette von selbst auf Herzhöhe. Die Manschette muss dem Armumfang angepasst sein. Für sehr kräftige Oberarme gibt es Sondergrößen.

Was den Blutdruck in die Höhe treibt

In bestimmten Situationen muss der Blutdruck ansteigen – sonst kann der Körper nicht die Leistung erbringen, die ihm in diesem Moment abverlangt wird. Dazu gehören beispielsweise:

- *der Spurt zum Bus oder Zug, der schon abfahrbereit an der Haltestelle oder am Gleis steht*
- *brenzlige Ereignisse im Straßenverkehr, die ein rasches Reagieren nötig machen, etwa um einen Unfall zu vermeiden*
- *Situationen, die ein Höchstmaß an Wachheit und Konzentration erfordern. Das kann durchaus positiv sein: Bei Lampenfieber, das nur kurze Zeit andauert, ist der hohe Blutdruck ausschlaggebend für eine gute Leistung.*
- *bedrohliche Momente, die eine rasche Flucht erforderlich machen*
- *Sex – wobei der Blutdruck bei Männern stärker ansteigt als bei Frauen. Zärtlichkeitsbetonter und genussvoller Sex treibt den Druck allerdings weniger rasant in die Höhe als ein triebhafter, vorwiegend auf den Höhepunkt orientierter.*

Es ist also durchaus notwendig, dass der Blutdruck kurzfristig auf hohe Werte ansteigen kann. Nur so gelingt es uns, zu jeder Zeit und sofort einsatz- und handlungsfähig zu sein. Diese Präsenz aufgrund des Blutdrucks ist eine Fähigkeit, die vor allem den Menschen, weniger den Tieren gegeben ist. Wir Menschen brauchen eine erhöhte Grundspannung, um jederzeit in Aktion treten zu können. Das hat damit zu tun, dass wir unsere Aktivität über den Willen steuern und nicht wie Tiere über den Instinkt oder Reflexe. Diese geistig-seelisch-körperliche Präsenz und Handlungsbereitschaft lässt sich nur durch den Blutdruck gewährleisten.

Wenn beispielsweise ein Jäger auf dem Hochsitz einem kapitalen Hirsch auflauert, steht er ständig unter Hochdruck – der Blutdruck

Der Blutdruckpass

Wenn Sie Ihren Blutdruck über längere Zeit beobachten wollen oder sollen, können Sie die Werte in einen Blutdruckpass eintragen, der von der Deutschen Herzstiftung herausgegebenen wird. Sie erhalten ihn kostenfrei unter info@herzstiftung.de.

Stress erhöht den Blutdruck

Wenn wir es besonders eilig haben, kann jedes Hindernis den Blutdruck in die Höhe treiben. Kurier- und Brummifahrer leiden genau aus diesem Grund oft unter hohem Blutdruck. Sie müssen die Ware immer pünktlich und innerhalb festgelegter Zeiten abholen oder ausliefern. Jede rote Ampel bedeutet für sie Stress. Wer täglich acht Stunden oder länger solchen Arbeitsbedingungen ausgesetzt ist, steht ständig unter Hochdruck – kein guter Zustand!

erreicht oft Spitzenwerte, das Herz schlägt sehr schnell. Nur so ist er in Sekundenschnelle zum Schuss bereit, wenn das Tier aus dem Gebüsch tritt. Hält diese Phase über Stunden an, besteht ein deutlich höheres Risiko, dass der Körper diesen Stress nicht mehr aushält. So kann es vorkommen, dass den Jäger auf seinem Hochsitz der Tod ereilt, weil der anhaltend hohe Blutdruck einen Herzinfarkt oder Schlaganfall ausgelöst hat.
Phasen erhöhter Alarmbereitschaft oder großer Anspannung sollten also nicht zu lange andauern. Aus diesem Grund ist wochen-, monate- oder gar jahrelanger Stress ein ganz wesentlicher Risikofaktor für eine ganze Reihe von Herz-Kreislauf-Erkrankungen.

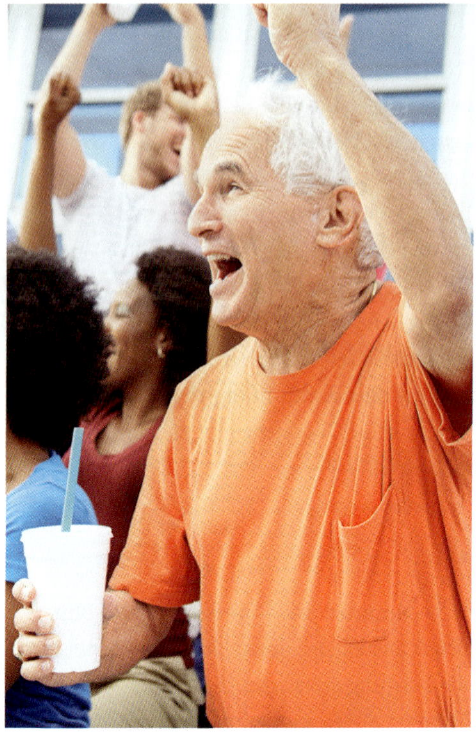

Wenn man bei einem Sportereignis mitfiebert, geht der Blutdruck nach oben

Wenn die Spannung steigt

Spannende Kino- und Fernsehfilme, bei denen man mit den Helden mitfiebert, oder ein Krimi, bei dem man endlich den Mörder enttarnt wissen will, können den Blutdruck ebenfalls ansteigen lassen.

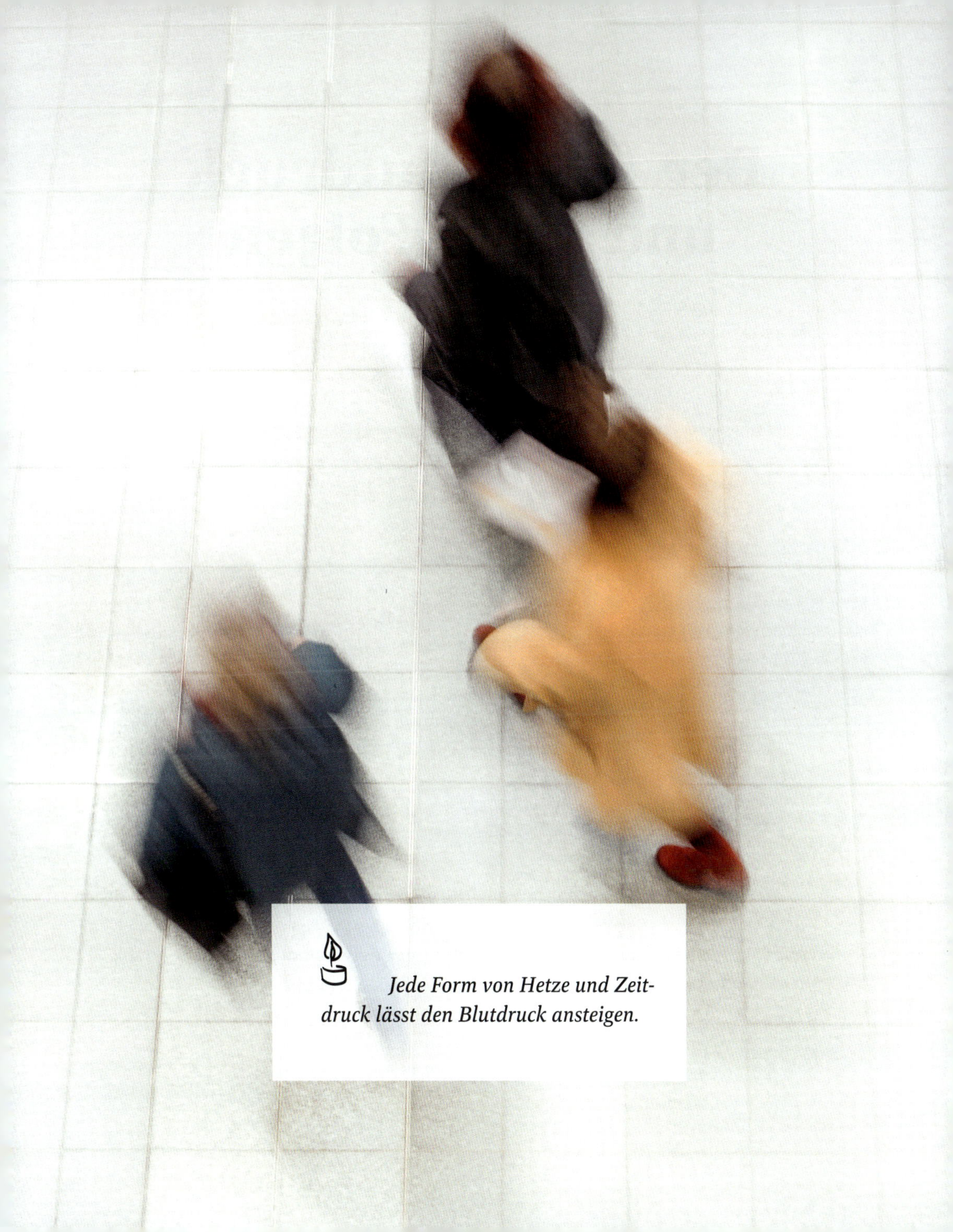

Jede Form von Hetze und Zeitdruck lässt den Blutdruck ansteigen.

Der hohe Blutdruck und seine Folgen

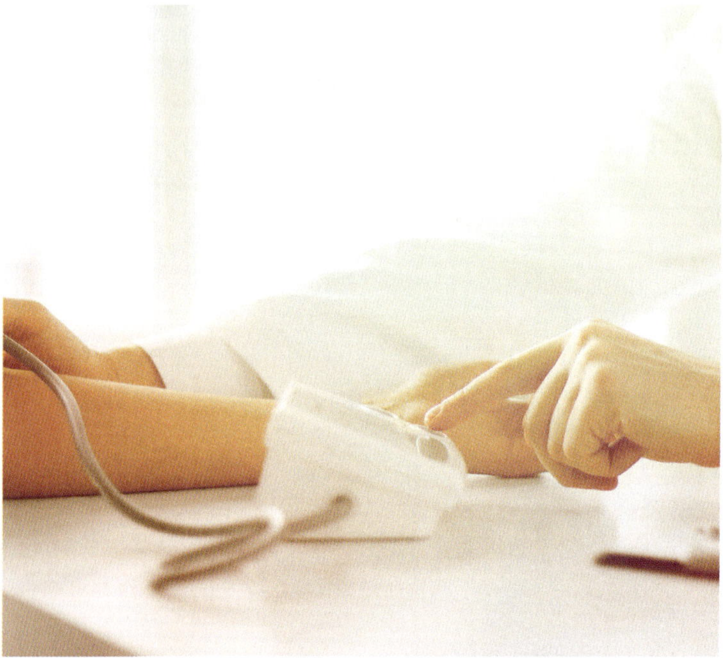

Ein anhaltend erhöhter Blutdruck weist darauf hin, dass der Organismus seine Autonomie gegenüber der Umgebung nicht mehr ohne Weiteres aufrechterhalten kann. Er stößt auf Hindernisse unterschiedlicher Art, die die normale Schwingungsfähigkeit bremsen und einengen.

Ein solches Hemmnis kann eine kontinuierliche Reizüberflutung sein, die die Sinne überfordert. Oder eine Flut von Nährstoffen, die den Verdauungstrakt belastet. Oder jahrelanger Stress im Familien- oder Berufsleben mit dem Gefühl hilfloser Ohnmacht: Unterdrückte Wut und Aggression münden in eine anhaltende Hochspannung. Der hohe Blutdruck ist dann erst einmal eine gesunde Reaktion: Der Organismus versucht, die Widerstände mit höherem Druck zu überwinden, um seine Selbstständigkeit weiterhin zu gewährleisten. Hält der Zustand jedoch lange Zeit an, bleibt der Blutdruck ständig zu hoch – was lebensbedrohliche Folgen nach sich ziehen kann. Bewegungsmangel, Übergewicht, Diabetes, Rauchen sowie eine erbliche Veranlagung können den Blutdruck zusätzlich in die Höhe treiben. Oft verstärken sich auch mehrere Faktoren gegenseitig.
Einen zu hohen Blutdruck zu senken, ist deshalb vor allem eine Frage der Kultur: Wie schaffe ich es, mein Leben so zu gestalten, dass ich seelisch und körperlich im Gleichgewicht bin, Einseitigkeiten und Schwächen ausgleichen und Stärken so einsetzen kann, dass sie mir nützen und nicht schaden?

Mehrmals messen

Wenn Sie beim Messen feststellen, dass Ihr Blutdruck die Normwerte übersteigt, wiederholen Sie die Messung mindestens dreimal im Abstand von zwei Minuten – in Ruhe und im Sitzen. Sind die Werte weiterhin und auch im Tagesverlauf jedes Mal zu hoch, sollten Sie eine Arztpraxis aufsuchen.

Ein schleichender Prozess

Bluthochdruck beginnt oft schon bei jüngeren Menschen (unter 50 Jahren) mit erhöhten diastolischen Blutdruckwerten; das heißt, der untere Wert liegt über 90 mmHg. Das ist Ausdruck einer erhöhten Spannung in den Arteriolen, vor allem, wenn der Blutdruck aufgrund von anhaltendem Stress steigt. Da die Blutgefäße eng gestellt sind, haben diese Menschen meist eine blasse Hautfarbe (»weißer Bluthochdruck« beim Stress-Typ, *siehe Seite 37*). Aber auch eine recht ausgeprägte Blutfülle kann vorkommen. Sie zeigt sich mit roter Gesichtsfarbe, blauroten Ohren, Hämorrhoiden, prallen Beinvenen und Kälteunempfindlichkeit (»roter Bluthochdruck« beim Bauch-Typ, *siehe Seite 39*).
Hohe systolische Werte über 140 mmHg treten vor allem unter akuter körperlicher oder seelischer Belastung auf, zum Beispiel beim Fahrradfahren auf ansteigenden Strecken, beim Bergwandern, bei Streit oder unangenehmen Gesprächen.
Dass so viele Menschen von ihrem hohen Blutdruck nichts wissen, liegt daran, dass er lange Zeit keine Beschwerden verursacht oder solche, die kaum jemand mit einem erhöhten Blutdruck in Verbindung bringt: Kopfschmerzen und Schwindelgefühl, meist in den Morgen-

stunden. Wer sich selbst gut kennt, wird vielleicht auch ein seltsames Flirren im Kopf wahrnehmen, eine erhöhte Reizbarkeit, eine stärkere innere Unruhe, für die es keine Erklärung gibt.

Schäden an den Blutgefäßen

Ein anhaltend erhöhter Blutdruck schädigt die Arterien auf zweierlei Weise: zum einen, indem ihre zarte Innenhaut einreißt, wodurch sich dort Ablagerungen (Plaque) bilden können. Zum anderen, indem die anhaltend hohe Spannung in der Muskulatur der Arterien dazu führen kann, dass diese ihre Elastizität verlieren. Die Ablagerungen in der Arterienwand sind – vor allem in der Anfangsphase – von einem sehr dünnen, verletzlichen Häutchen bedeckt. Reißt es ein, quillt der Inhalt heraus und zieht wie magnetisch Blutplättchen (Thrombozyten) an. Diese lagern sich mit den Bestandteilen der Plaque zusammen und bilden ein Blutgerinnsel. An diesem Hindernis bleiben ständig weitere Blutbestandteile hängen, sodass sich der

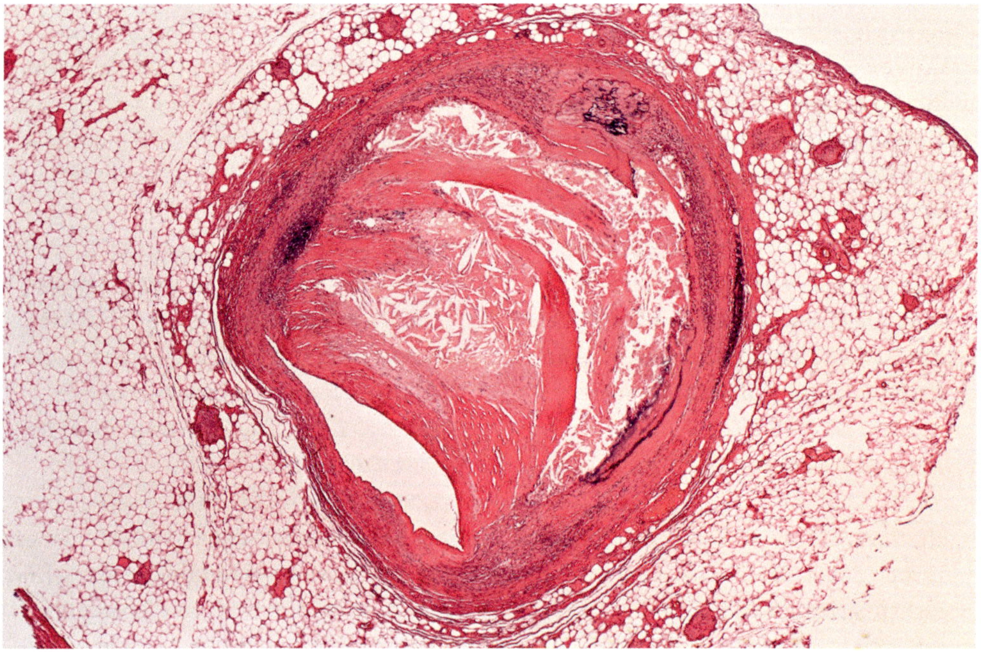

So sieht eine durch Ablagerungen stark verengte Arterie im Querschnitt aus

Pfropf rasch vergrößert, bis er die Ader komplett verschließt; oder er reißt ab und wird mit dem Blutstrom weitergeschwemmt, bis er in einem kleineren Blutgefäß stecken bleibt. Geschieht das in den Herzkranzgefäßen, die für die Durchblutung des Herzmuskels verantwortlich sind, ereignet sich ein Herzinfarkt. Gerinnsel, die sich in Halsschlagadern oder Hirnarterien bilden, verursachen einen Schlaganfall.

Vorhofflimmern

Wenn Sie merken, dass Ihr Herz immer wieder Aussetzer hat und längere Zeit sehr unregelmäßig schlägt, sollten Sie Ihren Arzt ansprechen oder einen Kardiologen aufsuchen. Möglicherweise handelt es sich um ein durch hohen Blutdruck bedingtes Vorhofflimmern, das ärztlich behandelt werden muss.

Schäden an Organen

Nehmen die Blutgefäße durch den hohen Blutdruck Schaden, besteht nicht nur ein erhöhtes Risiko für Herzinfarkt und Schlaganfall, auch Herz, Gehirn, Nieren und Augen können geschädigt werden. Das sind die wichtigsten Folgekrankheiten:

- ***Herzschwäche:*** *Ein hoher Blutdruck kann dazu führen, dass die Wand der linken Herzkammer steif wird und sich verdickt. Oft geschieht das schon relativ früh; wenn der Blutdruck über viele Jahre hinweg zu hoch ist, fast immer. Schon bevor man die verdickte Wand im Ultraschall erkennen kann, verliert das Herz an Elastizität. Die Herzkammer kann sich dann nicht mehr so gut dehnen. Das »Ausatmen« des Herzens, also die widerstandslose Füllungsphase, ist gestört. Als Folge nimmt die Herzkammer weniger Blut auf, so fließt auch weniger Blut in den Kreislauf. Es handelt sich also nicht etwa um eine »Pumpschwäche«, sondern um eine »Füllungsschwäche«. Sie tritt bei Frauen wesentlich häufiger auf als bei Männern, viel öfter als eine Herzschwäche infolge einer Mangeldurchblutung im Zusammenhang mit einer koronaren Herzkrankheit.*
- ***Herzrhythmusstörungen:*** *Häufig kommt es infolge der verminderten Elastizität der linken Herzkammer zu einer bestimmten Form von Herzrhythmusstörung, dem Vorhofflimmern. Wenn die Kammer sich nicht mehr widerstandslos füllen lässt, versucht der Herzvorhof, mehr Kraft zu entfalten, und pumpt gegen die steife Herzkammer an. Im weiteren Verlauf erschöpft sich der Vorhof und weitet sich. Das stört das Gefüge der Muskelfasern, die elektrische Impulse für den Herzschlag weiterleiten. Die Folge: Die Erregung breitet sich nicht mehr gleichmäßig aus, sondern in chaotischen, kreisenden Sprüngen und Salven, wodurch der Vorhof zu »flimmern« beginnt – er zieht sich mit 500 Schlägen oder noch mehr pro Minute zusammen. Dann steht er so gut wie still, und die Kammer wird erst recht nicht mehr gleichmäßig mit Blut gefüllt. Ein bereits geschwächtes Herz ist jedoch darauf angewiesen, dass der*

Vorhof gut arbeitet, sonst sinkt die Füllungsmenge der Kammer noch weiter ab. So kommt es, dass die Herzleistung durch das Vorhofflimmern um weitere 20 Prozent nachlassen kann. Zudem besteht eine erhöhte Gefahr für einen Schlaganfall. Denn in einem Zipfel des Vorhofs, dem Herzohr, entstehen beim Vorhofflimmern Zonen eines Strömungsstillstands, in denen sich leicht Blutgerinnsel bilden. Sie landen mit dem Blutstrom meist im Gehirn, weil sie mit dem aus der linken Kammer ausgeworfenen Blut nach oben geschleudert werden – direkt in die von der Aorta nach oben abgehenden Schlagadern zum Kopf.

- ***Hirnblutung:*** *Wenn brüchige Arterien im Gehirn platzen, entsteht eine Hirnblutung, eine weitere Form des Schlaganfalls (die andere besteht darin, dass ein Blutgerinnsel eine Hirnarterie verstopft und somit die nachfolgenden Bereiche von der Sauerstoffversorgung abschneidet).*
- ***Demenz:*** *Gefürchtet sind Hirnleistungsstörungen in Form einer Demenz, die ebenfalls auf eine schlechtere Durchblutung infolge einer Arteriosklerose zurückgehen. Anzeichen dafür sind eine auffällige Vergesslichkeit und eine erheblich nachlassende Konzentrationsfähigkeit, verbunden mit Orientierungslosigkeit. Die Höhe des Blutdrucks im Alter von 70 Jahren bestimmt maßgeblich mit, ob jemand mit 80 Jahren an Demenz leiden wird.*
- ***Nierenversagen:*** *Werden die Nieren schlecht durchblutet, können sie ihre Filterfunktion nicht mehr richtig erfüllen und scheiden zu viel Eiweiß aus. Anfangs ist der Eiweißverlust noch verhältnismäßig gering (Mikroalbuminurie), später nimmt er zu (Proteinurie) und bedingt eine deutlich nachlassende Nierenfunktion bis hin zum Nierenversagen.*
- ***Veränderungen der Netzhaut, Sehstörungen:*** *Eng gestellte Arterien in der Netzhaut des Auges führen auf Dauer zu Sehstörungen oder gar zu dauerhaften, irreparablen Netzhautschäden.*

Worauf Frauen achten sollten

Im Alter bis zu 35 Jahren haben unter der weiblichen Bevölkerung nur 1,5 bis 2 Prozent einen hohen Blutdruck, nach den Wechseljahren über 40 Prozent! Zwei Drittel der 30- bis 50-jährigen Frauen wissen allerdings nicht, wie hoch ihr Blutdruck tatsächlich ist. Dabei wäre es gerade für sie ratsam, einiges zu beachten:

- *Bei Frauen, die die Pille nehmen, treiben die synthetischen Hormone bei jeder dritten Frau unter 35 Jahren den Blutdruck in die Höhe, vor allem bei Raucherinnen (für die die Pille deshalb eigentlich tabu sein sollte). Dies umso eher, wenn bereits Eltern oder Geschwister einen hohen Blutdruck hatten oder haben. In den ersten Monaten der Pilleneinnahme muss der Blutdruck deshalb immer wieder überprüft werden, auch wenn er bisher normal oder eher niedrig war.*
- *Bei etwa 5 bis 10 Prozent aller Schwangeren kommt es vor, dass der Blutdruck im letzten*

Drittel der Schwangerschaft sehr hoch ansteigt (Präeklampsie, früher auch »Schwangerschaftsvergiftung« genannt). Dann besteht die Gefahr, dass das Kind über die Plazenta nicht mehr ausreichend mit Nährstoffen und Sauerstoff versorgt wird und vorzeitig per Kaiserschnitt geholt werden muss. Schwangere müssen den Blutdruck aus diesem Grund besonders häufig kontrollieren, und der Arzt muss mit Teststäbchen messen, ob mit dem Urin Eiweiß ausgeschieden wird (Mikroalbuminurie), damit er eine Schwangerschaftshypertonie möglichst frühzeitig erkennen kann.

Mit Beginn der Wechseljahre steigt bei vielen Frauen der Blutdruck durch den Rückgang des Östrogens an. Der hormonelle »Gefäßschutz« ist bis dahin nötig, weil im Falle einer Schwangerschaft die anderthalbfache Menge Blut im Körper zirkuliert – und die Blutgefäße müssen sich daran anpassen! Nach den Wechseljahren ist das nicht mehr erforderlich und die Arterien büßen einen Teil ihrer Nachgiebigkeit ein. Gerade während der Wechseljahre und danach ist es also wichtig, den Blutdruck immer wieder zu überprüfen. Das gilt auch für Frauen, die bis dahin einen eher niedrigen Blutdruck hatten.

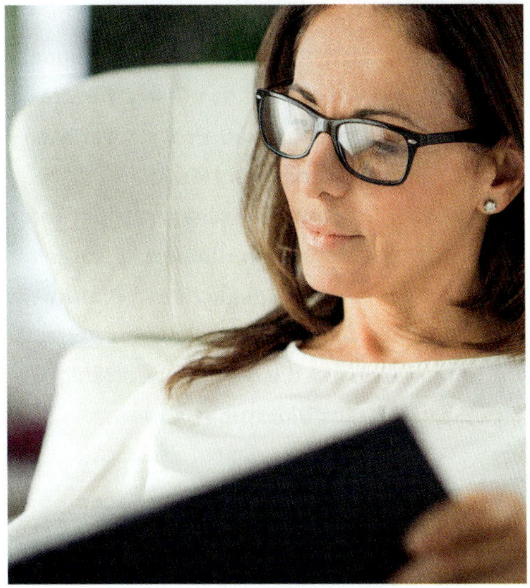

Frauen in und nach den Wechseljahren sollten besonders auf ihren Blutdruck achten

Primärer und sekundärer Bluthochdruck

Bei etwa 90 Prozent der Menschen mit hohem Blutdruck findet sich keine organische Ursache – der Bluthochdruck entwickelt sich aufgrund äußerer Einflüsse und konstitutioneller Merkmale (primäre Hypertonie). Bei rund 5 bis 15 Prozent ist der hohe Blutdruck Folge einer anderen Erkrankung (sekundäre Hypertonie):

- *Blockieren Engstellen in der Nierenarterie die Ader um mehr als 40 Prozent, wird die Niere nicht mehr gut durchblutet. Als Reaktion darauf aktiviert sie die Hormone Renin und Angiotensin, die dafür sorgen, dass der Blutdruck in den Arteriolen steigt und die Nieren mehr Flüssigkeit zurückhalten, wodurch sich das Blutvolumen erhöht und die Durchblutung sich wieder verbessert – nicht nur in den Nieren,*

Rechtzeitig behandeln!

Je länger ein erhöhter Blutdruck unbehandelt bleibt, desto größer wird das Risiko für gravierende Schäden. Etwa 50 Prozent der Menschen, die einen tödlichen Herzinfarkt erleiden, und 90 Prozent der Schlaganfallpatienten hatten zuvor einen hohen Blutdruck. Sorgen Sie daher für einen ausgeglichenen Blutdruck, aber beachten Sie nicht nur die Messwerte. Es kommt auch auf die Schwingungsfähigkeit und Elastizität des Blutdrucks an.

sondern im ganzen Körper. Etwa einer von hundert Bluthochdruckpatienten hat eine solche Nierenarterien-Stenose. Bei Frauen unter 55 Jahren ist sie meist durch eine Verdickung des Bindegewebes in den Nierenarterien bedingt.

- *Nierenerkrankungen wie eine Zysten- und Schrumpfniere, Nierenkrebs oder auch eine chronische Nierenentzündung können ähnliche Konsequenzen haben wie eine Nierenarterien-Stenose.*
- *Eine Schilddrüsenüberfunktion führt bei jedem Fünften zu einer systolischen Hypertonie (siehe Seite 19), eine Schilddrüsenunterfunktion zu einer Erhöhung des diastolischen Wertes.*
- *Typisch für eine Überproduktion des Hormons Aldosteron in der Nebennierenrinde (Conn-Syndrom) sind sehr hohe Blutdruckwerte um 170/120 mmHg, die mit den üblichen Medikamenten (ACE-Hemmer, Sartane) nicht absinken. Andere Störungen im Hormonhaushalt mit der Folge eines Bluthochdrucks sind zum Beispiel Erkrankungen des Nebennierenmarks (Phäochromozytom) oder eine erhöhte Ausschüttung von Kortison bei Funktionsstörungen der Nebennierenrinde (Morbus Cushing). Um solche Krankheiten zu erkennen, wird die Konzentration dieser Hormone im 24-Stunden-Urin untersucht.*
- *Auch Fehlbildungen an der Hauptschlagader können Bluthochdruck bedingen.*
- *Alle diese Möglichkeiten sollte der Arzt zunächst einmal ausschließen, bevor die Diagnose »primäre Hypertonie« gestellt werden kann.*

DIE 24-STUNDEN-BLUTDRUCK-MESSUNG

Überaus sinnvoll und notwendig für die Diagnose eines hohen Blutdrucks ist eine 24-Stunden-Messung, die der Hausarzt oder Kardiologe veranlassen kann. Dabei bekommen Sie an Ihrem Oberarm die übliche Manschette angelegt, über die alle 15 Minuten (nachts alle 30 Minuten) der Blutdruck gemessen und von einem kleinen Gerät aufgezeichnet wird, das Sie an der Kleidung befestigen oder in einer Tasche verstauen können. Zusätzlich führen Sie Protokoll über das Tagesgeschehen.
Nach Abschluss der Messung werden die Daten ausgewertet. Der Mittelwert aller gemessenen Werte sollte dabei nicht über 135/85 mmHg liegen. Der Blutdruck sollte außerdem einen deutlichen Tag-Nacht-Rhythmus aufweisen und sich tagsüber verschiedenen Situationen anpassen können.

Wichtige Untersuchungen

Bei Verdacht auf einen chronisch erhöhten Blutdruck sind folgende diagnostischen Maßnahmen sinnvoll und notwendig:

- *In der Erstuntersuchung (Anamnese) geht es um Fragen wie: Wie war Ihre bisherige Krankheitsgeschichte? Wie sieht Ihre Lebenssituation aus? Welche Probleme in Beruf und/oder Privatleben belasten Sie?*
- *Grundlegend bei jeder Diagnostik ist eine eingehende körperliche Untersuchung. Dazu gehört, dass mit dem Stethoskop das Herz und bestimmte Blutgefäße abgehört werden sowie mit den Fingern der Puls getastet und gezählt wird. Natürlich lässt sich das automatisieren – aber die Fingerspitzen eines erfahrenen Arztes können auch die Pulsqualität erfühlen und daraus lassen sich Rückschlüsse auf die Herzfunktion ziehen.*
- *Der Blutdruck sollte an beiden Armen gemessen und eine 24-Stunden-Messung veranlasst werden (siehe Seite 30). Denn ein Fünftel der in der Praxis gemessenen Werte ist fälschlicherweise zu hoch (durch Aufregung bedingte »Weißkittel-Hypertonie«), ein Viertel aber auch zu niedrig (beruhigender ärztlicher Einfluss).*
- *Eine Ultraschalluntersuchung der Nieren und Nierenarterien gibt Aufschluss über dieses Organ und die zuführenden arteriellen Blutgefäße.*
- *Im Labor sollten folgende Blutwerte bestimmt werden: Kreatinin (ein Maß für die Nierenfunktion), bei den Blutfetten Gesamtcholesterin, HDL (»gutes Cholesterin«), LDL (»schlechtes Cholesterin«) und Triglyzeride. Zudem sollten Schilddrüsenhormone sowie Renin-, Aldosteron-, Natrium- und Kaliumwerte geprüft werden.*
- *Eine Ultraschalluntersuchung des Herzens (Echokardiografie) zeigt, ob sich der Herzmuskel aufgrund des hohen Blutdrucks versteift oder verdickt hat. Außerdem kann der Arzt bei so einer Sonografie erkennen, ob die Herzklappen richtig schließen und ob Anzeichen für eine schlechte Durchblutung des Herzmuskels bestehen.*
- *Ein Augenarzt sollte prüfen, ob der Augenhintergrund gut durchblutet ist. Denn nur hier kann man die kleinen Arterien sehen und Gefäßverengungen direkt erkennen. Der Zustand der Arterien lässt auch Rückschlüsse auf die Blutversorgung im Gehirn zu.*
- *Der Urin sollte mit Teststäbchen auf Zucker und Eiweiß geprüft werden. Bei Verdacht auf Diabetes oder bei bereits bekannter erblicher Veranlagung dafür ist ein Zuckerbelastungstest vorzunehmen.*

Lebensweise und Bluthochdruck

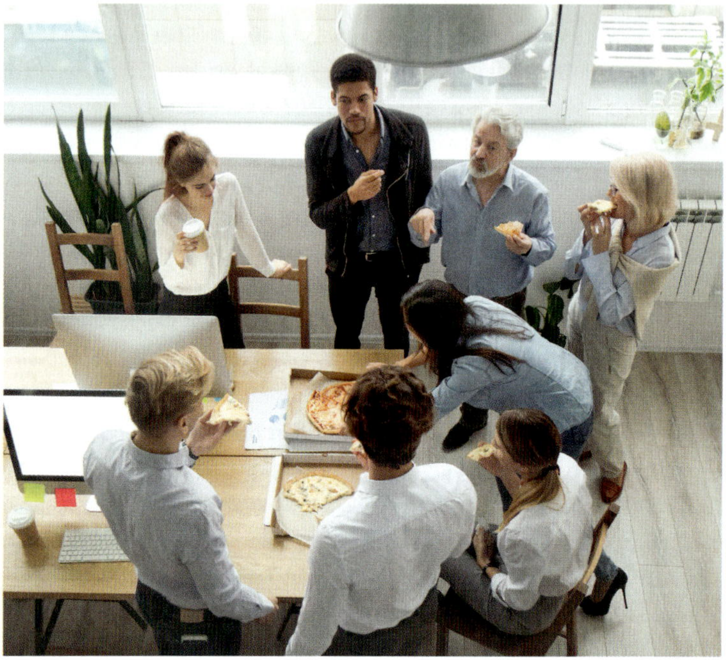

Der moderne westliche Lebensstil begünstigt einen hohen Blutdruck. Vor allem Bewegungsmangel, Übergewicht, Rauchen, zu viel Stress und eine zu salzhaltige Ernährung wirken sich nachteilig aus und führen dazu, dass der Blutdruck langfristig zu hoch ist. Im Folgenden erklären wir, wie es dazu kommt.

Bewegungsmangel

Die Menschen von heute bewegen sich deutlich weniger als früher. Dank Auto, Zug und Flugzeug lassen sich selbst große Entfernungen rasch überwinden. In Gebäuden ersetzen Rolltreppen und Aufzüge das Treppensteigen. Zum Arbeitsplatz und zum Einkaufen fahren wir mit öffentlichen Verkehrsmitteln oder mit dem Auto. Selbst in der Landwirtschaft ersetzen heute überwiegend Maschinen die körperliche Arbeit. Das hat enorme Vorteile, denn Gelenke und Wirbelsäule verschleißen nicht mehr so schnell. Andererseits werden wir immer träger, was sich auf den ganzen Organismus auswirkt und Übergewicht produziert.

Messen Sie Ihren Bauchumfang

Der Bauchumfang lässt Rückschlüsse auf die Gefährdung für Herz-Kreislauf-Erkrankungen zu. Gemessen wird er auf halber Höhe zwischen Oberkante Beckenknochen und Unterkante Rippen (also eine Handbreit oberhalb des Bauchnabels). Stehen Sie dabei aufrecht und atmen Sie vorher aus. Bei Frauen sollte das Maßband allgemeinen Richtlinien zufolge nicht mehr als 88, bei Männern nicht mehr als 102 Zentimeter anzeigen. Allerdings werden diese Richtwerte von etwa 50 Prozent der Bevölkerung überschritten. Wenn keine anderen Risikofaktoren mehr hinzukommen, dürfen es durchaus auch ein paar Zentimeter mehr sein, ohne dass das bedenklich ist.

Übergewicht

Noch nie ging es uns so gut wie heute, was die Vielfalt und Reichhaltigkeit der Lebensmittel betrifft – unsere Ernährung ist üppiger und nährstoffhaltiger denn je. In Kombination mit einem Mangel an Bewegung führt das dazu, dass sich in der Bauchhöhle Fett ablagert, weil der Körper die viele Energie, die er über die Nahrung bekommt, nicht verbraucht. Normalerweise wird Fett als Wärmehülle benötigt und im Unterhautfettgewebe abgelagert. Solche Fettpölsterchen sind ebenso ungefährlich wie ein rundes Gesäß oder breite Hüften bei Frauen. Gefährlich ist das Fett, das sich in der Bauchhöhle ablagert: Es bildet vermehrt Wachstums- und Lockstoffe für Entzündungszellen und aktiviert die Blutgerinnung. Bauchfett ist dabei viermal aktiver als anderes Fettgewebe. Gesteigerte Entzündungsbereitschaft und aktivierte Blutgerinnung sind der Stoff, aus dem Arteriosklerose gemacht ist: die gefürchtete Adernverkalkung, bei der Ablagerungen und Blutgerinnsel die Arterien verstopfen. Sie sind Hauptursache für Herzinfarkt und Schlaganfall.

Stress und Rauchen

Starker Stress führt dazu, dass das sympathische Nervensystem, das die Aufmerksamkeit und Leistungsbereitschaft steigert, auf Hochtouren läuft. Dadurch wird die Spannung in

So schmilzt das Bauchfett

Bauchfett bringen Sie am sichersten zum Schmelzen, wenn Sie mindestens einmal täglich richtig ins Schwitzen kommen. Ob morgens, mittags oder abends ist völlig egal, und es spielt auch keine Rolle, ob Sie Treppen steigen, ins Fitnessstudio gehen oder eine Runde durch den Park laufen. Fett lässt sich nur über Eigenbewegung verbrennen, bei der kräftig Wärme erzeugt wird. Beim Fasten schmelzen die Fettpolster zwar auch, sie sind aber danach meist schnell wieder drauf.

den herzfern liegenden kleinen Arterien anhaltend erhöht, wodurch diese sich verengen und der Widerstand zunimmt: Der Blutdruck steigt, und zwar vor allem der untere Wert. Je höher aber diese Grundspannung ist, desto weniger schwingungsfähig ist der Blutdruck insgesamt, weil er ständig hochreguliert ist. Außerdem verursacht die hohe Spannung im sympathischen Nervensystem die Ausschüttung des Hormons Angiotensin, das vor allem die kleinen Blutgefäße eng stellt – was den Blutdruck noch mehr erhöht.

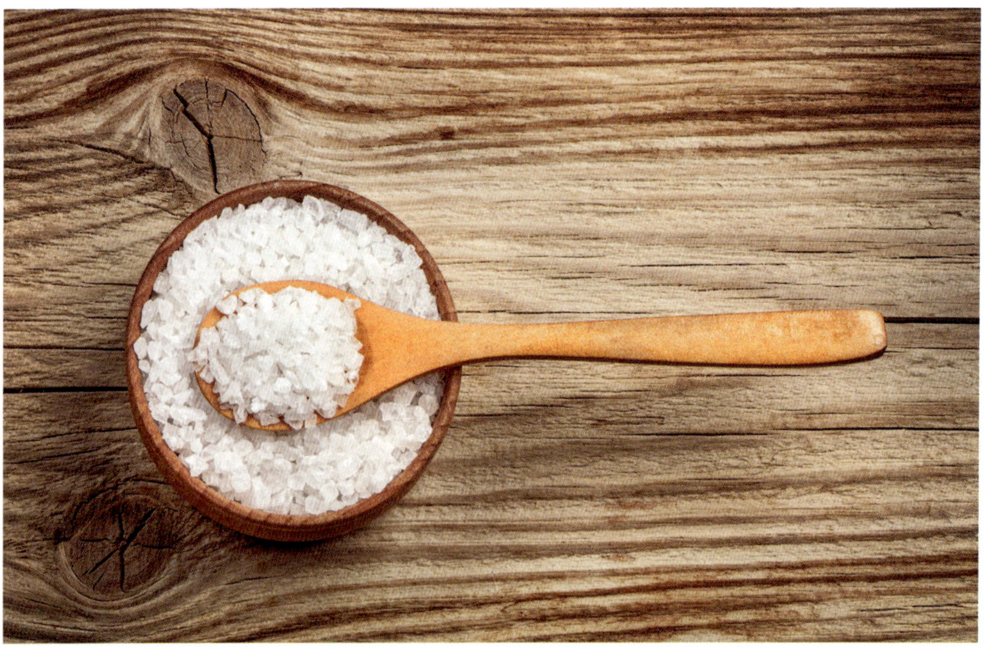

Gehen Sie sparsam mit Salz um – es kann den Blutdruck in die Höhe treiben

Sind es tatsächlich nur die Gene?

Vor geraumer Zeit berichtete »Spiegel Online«, US-Forscher hätten herausgefunden, dass das Gen STK39 für hohen Blutdruck verantwortlich sei. Etwa jeder fünfte Europäer, so schätzen die Forscher, trage diese Genvariante. Tatsächlich ist bei vielen Hochdruckkranken eine genetische Komponente im Spiel, die jedoch nur ein Risiko, keine Ursache darstellt: Niemand ist Opfer seiner Gene! Wenn nahe Verwandte von Ihnen an Bluthochdruck leiden, sind Sie selbst zwar gefährdeter dafür als andere. Das heißt aber nicht, dass Sie auch daran erkranken, denn Sie können Ihr höheres Risiko durch eine entsprechende Lebensweise ausgleichen. Bei drei Vierteln aller Hochdruckpatienten ist eine Mischung aus Bewegungsmangel und Übergewicht die Hauptursache. Und beim restlichen Viertel hat der hohe Blutdruck in erster Linie mit Stress zu tun. An diesen Schrauben können Sie drehen!

Auch die Inhaltsstoffe des Tabakrauchs tragen zu einem hohen Blutdruck bei: Sie schädigen die Innenhaut in den Arterien und fördern so Arteriosklerose.

Hoher Salzkonsum

Mit Salz gehen wir heutzutage sehr verschwenderisch um. Nicht nur, weil es spottbillig geworden ist, sondern auch, weil Salz etwas mit Wachheit zu tun hat. Menschen mit niedrigem Blutdruck, die sich oft müde und schlapp fühlen, können mit einer Tasse heißer Brühe sofort ihren Blutdruck steigern und sich auf Touren bringen.
Salz hat aber auch einen Einfluss auf die Eigenständigkeit. Es klingt seltsam, aber es ist so: Je selbstständiger die Menschheit wurde, desto mehr Salz wurde verbraucht. Naturvölker, die noch stark mit dem Kosmos verbunden sind, konsumieren weniger als ein Gramm Salz pro Tag – und kennen keinen hohen Blutdruck. Westeuropäer dagegen verspeisen oft 15 Gramm Salz täglich (drei Teelöffel).
Salzarme Kost mit maximal sechs Gramm Salz pro Tag schmeckt für die meisten Menschen heute unerträglich fade. Sie kann jedoch bei salzempfindlichen Personen – und das sind 15 bis 30 Prozent der Bluthochdruckpatienten! – dazu beitragen, den Blutdruck um bis zu 15 mmHg zu senken. Ob Sie dazugehören, können Sie herausfinden, indem Sie sich für eine Weile salzarm ernähren *(siehe Seite 83)* und dabei den Blutdruck beobachten.
Andererseits gibt es Hinweise darauf, dass auch ein Mangel an Salz den Blutdruck in die Höhe treiben kann. Als Faustregel gilt: Versuchen Sie, Ihren Salzkonsum einzuschränken, und würzen Sie für den guten Geschmack mit frischen, aromatischen Kräutern.

Konstitution und Bluthochdruck

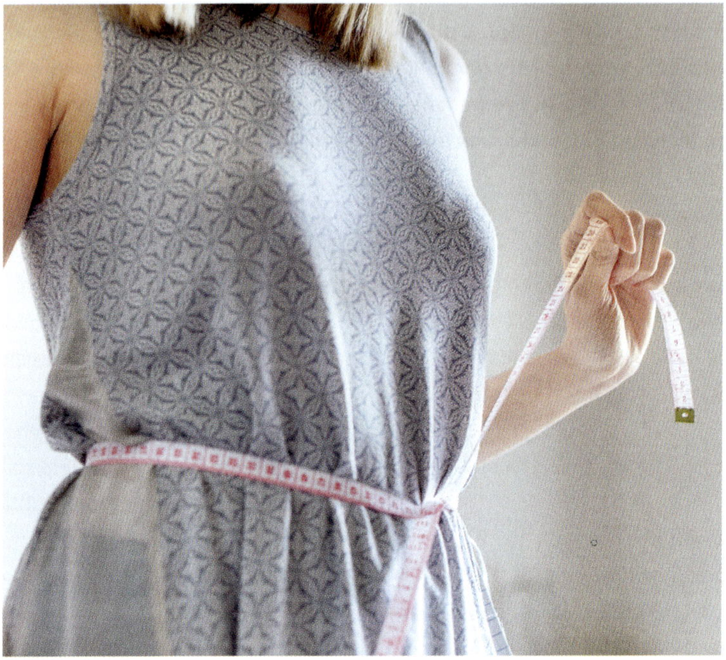

Jeder Mensch bringt bei seiner Geburt Stärken, Schwächen und andere Besonderheiten mit auf die Welt. Das gilt für die Stresstoleranz ebenso wie für die Gewichtszunahme. Solche Konstitutionsmerkmale wirken sich maßgeblich darauf aus, ob und wie sich ein hoher Blutdruck entwickelt.

Die drei Typen

Menschen mit hohem Blutdruck können vor allem drei Gruppen zugeordnet werden: dem Stress-Typ, dem Bauch-Typ und dem Chaos-Typ. Dabei geht es nicht um Schubladendenken, sondern darum, Einseitigkeiten zu erkennen und therapeutisch zu nutzen. Die Konstitution ist immer nur eine Grundlage, die durch die Lebensweise und Lebensumstände ergänzt wird. Erst alles zusammen macht die Mischung, die Bluthochdruck entstehen lässt.

Der Stress-Typ

Schätzungsweise ein Fünftel der Hochdruckpatienten gehört zu diesem Typ. Es sind meist schlanke Menschen, die alle Aufgaben stets perfekt erledigen. Menschen, die gern Verantwortung übernehmen (oder übernehmen müssen), sich dabei aber oft zu viel zumuten, was dann an ihren Kräften zehrt. Sie sind dünnhäutig und nehmen sich jeden Streit zu Herzen. Andererseits sind sie sehr empfindsam, können sich gut einfühlen und verfügen über ein Gespür für das Wesentliche. Sie haben ein hohes Mitteilungsbedürfnis und wollen jedes Gefühl genau analysieren. Sie stellen ihr Licht gern unter den Scheffel und sind mit sich selbst selten zufrieden. Sie lassen sich leicht verunsichern und werden dann schnell nervös und fahrig. Ängste und Zukunftssorgen spielen oft eine große Rolle. Zorn und Groll fressen sie gern in sich hinein, empfinden beides als Schwäche und persönliches Versagen. Viele kreisen mit ihren Gedanken ständig um Sorgen und Probleme, ohne einen Ausweg zu finden, aber auch ohne die Bereitschaft, sich helfen zu lassen.

Beispiele aus der Praxis

In diesem und im nächsten Kapitel (*siehe Seite 58*) finden Sie verschiedene Patientenbeispiele, die das Konzept der drei Konstitutionstypen veranschaulichen. Die Fälle selbst sind authentisch, die Namen der Patienten wurden jedoch zum Schutz der Persönlichkeit geändert.

BEISPIEL 1: CLAUDIA M.

Claudia M. ist 54 Jahre alt, verwitwet und hat zwei erwachsene Töchter. Seit 20 Jahren arbeitet sie in einer großen Firma als Buchhalterin, in einer Position, zu der sie sich als Ungelernte hochgearbeitet hat.

Das Leben hat es ihr nicht immer leicht gemacht. Ihr Mann starb an Krebs, als die beiden Töchter zehn und zwölf Jahre alt waren, und sie brachte die Familie allein durch. Mittlerweile sind die Kinder aus dem Haus.

Seit zwei Jahren hat Claudia M. einen neuen, noch jungen Chef, der ihre Arbeit mit Argusaugen beobachtet und sie mindestens einmal pro Woche fragt, ob sie wirklich den richtigen Job habe. Kein Zweifel – er will sie loswerden.

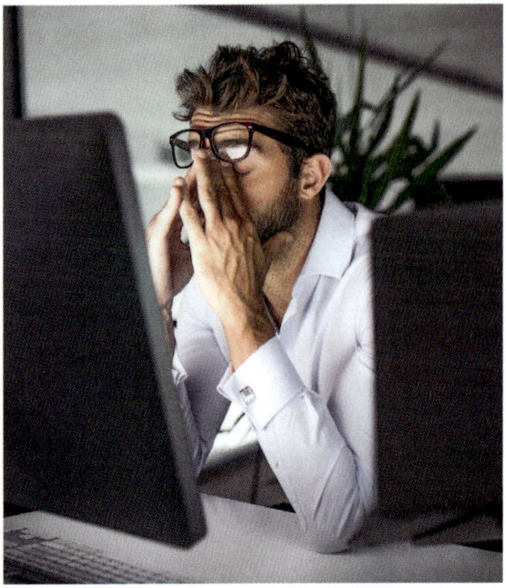

Anhaltender Stress im Berufsleben kann den Blutdruck in die Höhe treiben

Einfach kündigen kann Claudia M. nicht: Ohne Abschluss dürfte sie anderswo kaum eine ähnlich qualifizierte Stelle finden. Die Zermürbungstaktik zeigt Wirkung: Claudia M. kommt kaum mehr zur Ruhe und schläft schlecht. Obwohl sie spätestens um 22:30 Uhr ins Bett geht, findet sie erst gegen Mitternacht in den Schlaf. Um 3 Uhr wird sie wieder wach und hat das Gefühl, nicht mehr zu schlafen, bis morgens der Wecker klingelt. Entsprechend unausgeruht kommt sie am Arbeitsplatz an und kann sich dort nur schwer konzentrieren. Innerhalb weniger Wochen nimmt sie fast vier Kilo ab, sie fühlt sich zittrig, fahrig, dünnhäutig und wird rasch kurzatmig. Ihr Herz schlägt schnell – in Ruhe mit etwa 100 Schlägen pro Minute. Immer wieder hat sie – wie sie durch heimliches Messen herausfindet – am Schreibtisch Blutdruckwerte von 220/120 mmHg, nicht nur nach Begegnungen mit dem Chef. Dann schlägt ihr das Herz bis zum Hals, in den Ohren saust es, sie fühlt sich schwindelig, der Kopf dröhnt.

Claudia M. lässt sich krankschreiben. Trotzdem ruft ihr Vorgesetzter täglich über seine Sekretärin bei ihr zu Hause an, um zu kontrollieren, ob sie nicht nur krankfeiert. Der Hausarzt verordnet ihr blutdrucksenkende Medikamente, die jedoch nicht ausreichend Wirkung zeigen. Die 24-Stunden-Messung ergibt: Tagsüber ist der Blutdruck oft normal oder mit Werten um 110/60 mmHg sogar schon beinahe zu niedrig. Zwischendurch jedoch schießt er plötzlich auf Werte um 220/120 mmHg hoch. Nur im Schlaf pendelt er sich auf Normalniveau ein. Für die Nacht greift Claudia M. mittlerweile zu Schlaftabletten, die sie morgens nur noch zerschlagener aufwachen lassen. Sie steckt in einem Teufelskreis, aus dem sie nicht mehr herausfindet – bis sie endlich erfolgreich behandelt wird. Wie dieses Behandlungskonzept aussieht, erfahren Sie auf *Seite 59*.

BEISPIEL 2: STEFAN B.

Stefan B. ist verheiratet und hat drei Kinder. Der 45-jährige Lehrer liebt seinen Beruf und fühlt sich wohl in der Schule, in der er unterrichtet. Seit Kurzem hat er zusätzlich zu seiner eigenen

Klasse die Vertretung für einen erkrankten Kollegen sowie die Leitung der Lehrerkonferenz übernommen. Darüber hinaus engagiert er sich beim Um- und Neubau der Schule, der für viel Arbeit und Unruhe sorgt. Oft kommt Stefan B. erst zwischen 21 und 22 Uhr nach Hause.
Ein halbes Jahr hält dieser Zustand schon an – nicht ohne Folgen. Häufig fühlt Stefan B. sich morgens benommen. Er fröstelt leicht und neigt zu Durchfall, was seinem hageren Körper gar nicht guttut. Auch spürt er während der Schultage nicht selten das Herz »stolpern«. Stefan B. möchte alle Aufgaben perfekt erledigen, Halbherzigkeit ist nicht seine Sache. Doch er wird seinen hohen Ansprüchen in Unterricht, Konferenz und Bauleitung immer seltener gerecht. Auch zu Hause kann er die Erwartungen seiner ebenfalls berufstätigen Frau kaum noch erfüllen, und seine Kinder beklagen sich, dass sie ihren Papa kaum noch sehen. Stefan B. fühlt sich ausgebrannt und leer. Er hat das Gefühl, »gelebt zu werden«, anstatt selbst sein Leben zu bestimmen.
Als der Arzt den Blutdruck überprüft, finden sich neben normalen Werten wiederholt welche um 180/95 mmHg. Die 24-Stunden-Messung zeigt: Es handelt sich nicht um einzelne Ausreißer, der Blutdruck ist über längere Phasen zu hoch. Vor allem der untere Wert liegt häufig zwischen 95 und 100. Nur im Schlaf sinkt der Blutdruck ab.
Die Signale sind deutlich: Stefan B. muss an seiner Lebenssituation etwas ändern. Wofür er sich entschieden hat, steht auf *Seite 60*.

Der Einfluss von Stress ist durch Studien belegt

Dass Stress einen hohen Blutdruck maßgeblich bedingen kann, haben zwei große Studien gezeigt: In der CARDIA-Studie wurde bei 3300 jungen Männern und Frauen 15 Jahre lang untersucht, ob und wie sich psychosozialer Stress auf den Blutdruck auswirkte. Fazit: Je größer Ungeduld und Zeitdruck, desto häufiger kam es zu Bluthochdruck.
An der Whitehall-Studie nahmen 796 Männer zwischen 35 und 55 Jahren mit einem Durchschnittsgewicht von 78 Kilo teil. Die Studie ging der Frage nach, ob der Blutdruck in künstlich erzeugten Stresssituationen ansteigt und sich daraus ein erhöhtes Risiko für Bluthochdruck ableiten lässt. Die Antwort darauf war ein eindeutiges Ja.

Der Bauch-Typ

Menschen des Bauch-Typs sind das pure Gegenteil des Stress-Typs: Sie haben einen eher zur Fülle neigenden Körperbau bis hin zu erheblichem Übergewicht, nicht selten gepaart mit Typ-2-Diabetes. Dadurch sind sie gern ein bisschen träge und schwerfällig bis phlegmatisch, aber eben auch überlegt, gemütlich, gesellig. Nichts kann sie so schnell aus der Bahn werfen, Stress jeder Art können sie gut abpuffern. Im Arbeits- und Familienleben sind sie

Fatale Kombination: high demand – low control

Die zwei Beispiele von Claudia M. und Stefan B. zeigen deutlich, wie Zeit- und Arbeitsdruck mit einem Mangel an Gestaltungsfähigkeit eine unheilvolle Symbiose eingehen können. Einem Höchstmaß an Anforderungen (»high demand«) steht ein Mangel an Gestaltungs- und Einflussmöglichkeiten gegenüber (»low control«), gemischt mit Ohnmachtsgefühlen, Überforderung, Wut und Angst. Für diese Situation finden sich weitere Beispiele:

- **Kurier- und Brummifahrer, die unter Zeitdruck stehen und für die jeder Stau eine Katastrophe bedeutet**
- **Büroangestellte, deren Chef ständig Überstunden verlangt, während zu Hause die Familie wartet**
- **alleinerziehende Eltern, die Arbeit, Haushalt und Kindererziehung unter einen Hut bringen müssen**
- **Manager, in deren Firma auch auf Führungsebene ein Stellenabbau droht, oder deren Firma geschlossen werden soll**
- **Wissenschaftlerinnen, die gegenüber männlichen Konkurrenten benachteiligt werden.**

Für sie alle gilt es, mit den Lebensaufgaben zurechtzukommen, ohne die Gesundheit aufs Spiel zu setzen.

der Fels in der Brandung: verlässlich, treu, immer da. Sie sind warmherzig, mitfühlend und empfindsam. Sport ist nicht ihr Ding, sie machen es sich lieber auf dem Sofa bequem. Für Sinnesfreuden haben sie dagegen viel übrig: Sie legen großen Wert darauf, dass ihr Essen gut schmeckt.

Auch beim Bauch-Typ gibt es verschiedene Varianten – je nachdem, wodurch das Übergewicht bedingt ist, wie befriedigend sich das berufliche und private Leben gestaltet und wie intensiv das Lebensgefühl ist. So kann selbst bei an sich dickfelligen Menschen anhaltender Stress dazu führen, dass sie dünnhäutig werden. Ihre Gefühle behalten sie dabei meist für sich und fressen Negatives in sich hinein. Oft spielen weniger Ängste, als vielmehr Depressionen und in der Vergangenheit erlittene Traumata eine Rolle.

Bauch-Typen neigen dazu, seelische Instabilitäten durch Essen und Alkohol sowie durch ein »dickeres Fell« zu kompensieren. Schwer verdauliche Erlebnisse werden nicht verarbeitet, sondern mit einem Panzer umgeben, der zwar Stabilität erzeugt, seelisch und leiblich aber unbeweglich macht. Ein hoher Blutdruck wird oft nicht bemerkt, da Bauch-Typen Körpersignale kaum wahrnehmen. Die Seele hat es einfach schwer, den massigen Körper richtig zu durchdringen. Deshalb bewegt sich der Blutdruck oft über viele Jahre hinweg auf hohem Niveau, ohne dass etwas geschieht.

BEISPIEL 3: HENRY J.

Henry J. ist 48 Jahre, geschieden und hat zwei Kinder, die bei der Mutter leben. In seinem Beruf arbeitet der Kunsttherapeut mit großer Freude; Kollegen und Patienten schätzen ihn und seine Arbeit sehr. Seit der Scheidung vor drei Jahren hat er eine eigene Wohnung. Das gemeinsame Haus hat seine Frau behalten, die dort mit einem neuen Mann und den Kindern lebt. Henry J. ist einsam geworden, seit er allein wohnt. Dass seine Frau einen anderen Mann vorzog, hat ihn tief verletzt. Aber er war zu gutmütig und auch zu träge, als dass er um sie hätte kämpfen wollen. Seinen Kummer betäubt er mit gutem Essen. Die Folge: Innerhalb der vergangenen zwei Jahre hat er 20 Kilo zugenommen; bei einer Größe von 1,75 Metern wiegt er fast 100 Kilo. Alles an ihm ist gut gepolstert – selbst die Hände, die im Vergleich zu dem großen, massigen Körper jedoch fast zu klein wirken.

An Bewegung mangelt es Henry J.: hin und wieder ein Spaziergang – okay, aber bitte keinen Sport! Er wird immer apathischer, hat ein ausgeprägtes Schlafbedürfnis und kommt morgens nur mühsam aus den Federn. Vor dem Frühstück fühlt er sich oft schwindelig und benommen. Nachmittags gegen 15 Uhr wird er zunehmend müde, auch wenn er in der Nacht davor zehn Stunden geschlafen hat. Selbst mehrere Tassen Kaffee können ihn nicht munter machen.

Der Hausarzt misst mehrfach sehr hohe Blutdruckwerte um 190/100 mmHg und verordnet Medikamente, die den Druck jedoch nicht senken können. Eine Langzeitmessung ergibt: Die Werte sind über den Tag hinweg konstant erhöht. Nur nach einem Spaziergang sinken sie etwas ab. Henry J. hat viel Bauchfett eingelagert, und ein Glukosetoleranztest zeigt, dass die Blutzuckerwerte bereits erhöht sind: die erste Stufe von Typ-2-Diabetes.

Es muss also schnell etwas passieren, damit Bluthochdruck und Diabetes die Organe nicht schädigen. Wie das Behandlungskonzept für Henry J. aussieht, erfahren Sie auf *Seite 75*.

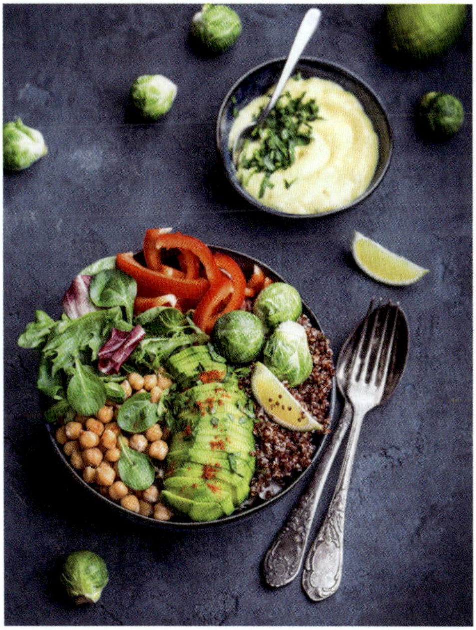

Mit einer Bowl aus Avocados, Kichererbsen und Quinoa fehlt es auch Genussmenschen an nichts

Das metabolische Syndrom

Wenn sich erhebliches Übergewicht und viel Bauchfett mit anderen Risikofaktoren wie hohem Blutdruck, Diabetes, erhöhten Triglyzeriden und niedrigen HDL-Cholesterinwerten im Blut paaren, sprechen Ärzte von einem »metabolischen Syndrom«. Jeder einzelne dieser Faktoren ist ungesund, und schon zwei oder drei genügen, um das Risiko für Herz-Kreislauf-Erkrankungen massiv zu erhöhen.

BEISPIEL 4: RICARDA S.

Ricarda S. ist 57 Jahre, Frührentnerin, verheiratet und hat zwei erwachsene Kinder. Ihr Leidensweg begann bereits vor mehreren Jahrzehnten, als sie nach der Geburt ihrer Zwillinge eine schwere Wochenbettdepression entwickelte. Um diese zu überwinden, erhielt sie damals chemische »Seelentröster«, die sie bis heute einnimmt. Später gesellten sich Verdauungsprobleme hinzu, ein »Reizdarmsyndrom«, wie der Arzt diagnostiziert. Mehrmals erhöht er die Dosis der Antidepressiva, damit Ricarda S. wieder ein wenig Lebensmut schöpft. Trotzdem bleibt sie apathisch und verrichtet ihre Arbeit meist nur mechanisch. Durch die hochdosierten Antidepressiva nimmt Ricarda S. im Lauf der Jahre massiv zu: von 68 auf 130 Kilo bei einer Größe von 1,65 Metern. Sie kann sich kaum noch bewegen. Nachdem der Arzt auch noch Diabetes und Bluthochdruck feststellt, schluckt Ricarda S. täglich eine Handvoll Tabletten. Sie schämt sich ihrer Fülle, fühlt sich schuldig an ihrem Zustand. So schleppt sie sich mehr durch den Tag, als dass sie wirklich lebt, und verlässt kaum noch die Wohnung. Das Vertrauen in die ärztliche Kunst hat Ricarda S. längst verloren. Zu oft ist sie respektlos behandelt, als Simulantin beschimpft, nicht ernst genommen worden. Dennoch wagt Ricarda S. einen letzten Versuch, als sie im Internet auf die Adresse des Gemeinschaftskrankenhauses Herdecke stößt. Was die Ärzte dort tun und wie es Ricarda S. danach geht, erfahren Sie auf *Seite 76*.

Der Chaos-Typ

Menschen, die zu diesem Typus gehören, haben den Rhythmus verloren – auf vielen Ebenen. Sie sind nicht in der Lage, ihrem Leben Struktur zu geben. Sie essen und schlafen unregelmäßig und führen generell ein sehr unstetes Leben. Sie sind leicht reizbar, unzufrieden und nörgelig, verfügen aber auch über die Gabe, mehrere Dinge gleichzeitig zu tun, ohne den Überblick zu verlieren. Kreativität ist ihre große Stärke, sie können aus allem etwas machen und werden ungeduldig, wenn andere ihrem Tempo nicht folgen können. Ihre Aktivität lässt sie kaum zur Ruhe kommen, sie sind auch nicht in der Lage, sich Ruhephasen zu schaffen. Ihre Lebenskerze brennt immer an beiden Enden gleichzeitig – und nicht selten kommt es zum Burn-out, dem Gefühl des Ausgebranntseins, der völligen Erschöpfung.

Genauso unruhig und chaotisch verhält sich der Blutdruck: Mal ist er zu hoch, mal zu niedrig, vor allem, wenn wegen der hohen Einzelwerte blutdrucksenkende Medikamente eingenommen werden.

BEISPIEL 5: MANUELA S.

Die 36-jährige Hausfrau ist verheiratet und hat drei Kinder im Alter von ein, drei und fünf Jahren. Sie ist von Natur aus dünnhäutig und zart. Obwohl sie sehr intelligent ist und ihr alles leichtfällt, lässt sie sich schon von geringfügigen Schwierigkeiten verunsichern, wird rasch ungeduldig und ängstlich.

Als sie mit dem jüngsten Kind schwanger ist, macht sich das verstärkt bemerkbar: Jede Kleinigkeit geht ihr auf die Nerven. Bis in den fünften Monat hinein leidet sie morgens an Übelkeit, das zehrt an ihren Reserven. Sie fühlt sich haltlos und von einer rätselhaften inneren Unruhe getrieben, obwohl es dafür keinen Anlass gibt und auch privat alles in Butter ist: Sie hat einen fürsorglichen Mann, erfährt Hilfe im Haushalt, die beiden kleinen Kinder sind Wonneproppen und wohlgeraten. Sie versteht nicht, was mit ihr los ist, und hofft darauf, dass nach der Geburt alles besser wird.

Eine 24-Stunden-Messung des Blutdrucks zeigt: Jedes Mal, wenn die Unruhe besonders stark ist, schießt der Blutdruck in die Höhe. Sie überwacht die Werte deshalb engmaschig, um eine mögliche Schwangerschaftshypertonie *(siehe Seite 27)* rechtzeitig erkennen zu können – was sie aber nur noch nervöser macht, weil sie Angst um sich und ihr Kind hat. Doch alles geht gut, auch die Geburt verläuft völlig komplikationslos.

Nur die Unruhe verschwindet nicht, sie wird eher schlimmer. Manuela S. wird noch zappeliger, fühlt sich völlig überfordert und hat das Gefühl, gar nicht mehr zu schlafen. Vier Monate nach der Geburt wiegt sie bei 1,64 Meter Größe nur noch 47 Kilo.

Manuela S. ist sich selbst fremd geworden. Sie hat Angst, weil sie nicht weiß, wie sie diesen Zustand beenden soll. Ihr Blutdruck schlägt weiterhin Kapriolen, mal ist er extrem hoch, mal normal. Selbst im Ruhezustand pocht das Herz mit 90 bis 120 Schlägen unverhältnismäßig schnell. Wie Manuela S. ihre Mitte wiederfindet, erfahren Sie auf *Seite 91*.

BEISPIEL 6: JOCHEN B.

Der 55-jährige Konzertflötist ist verheiratet, seine Ehe ist kinderlos geblieben. Nach einer langjährigen Durststrecke befindet er sich jetzt auf dem Höhepunkt seiner Künstlerkarriere: Er ist ein gefragter Solist mit Auftritten in aller Welt. Obwohl er viel unterwegs ist, fühlt er sich nicht gestresst – er liebt seinen Beruf und freut sich auf jeden Auftritt.

Jochen B. ist ein hellwacher Mensch, nichts entgeht seiner Aufmerksamkeit. Seine Frau, mit der er glücklich verheiratet ist, beobachtet indes, dass er phasenweise völlig erschöpft ist. Er selbst scheint das kaum zu bemerken, er lebt nur für seine Musik. Seit einigen Wochen hat Jochen B. oft Schwindelanfälle, begleitet von einem eigenartigen Druckgefühl im Kopf und von sehr hohen Blutdruckwerten um 230/120 mmHg, gefolgt von normalen Werten, die bei 125/80 mmHg liegen. Im Lauf des vergangenen Jahres hat er fünf bis sechs Kilo zugenommen und zeigt nun einen kleinen Bauchansatz – nichts Besonderes in seinem Alter und noch lange kein Übergewicht. Mit dem Essen nimmt er es nicht so genau – er isst, wenn er Hunger hat, meistens auf die Schnelle irgendeine kalte Mahlzeit. Wann er das letzte Mal in Ruhe ausgiebig an einem schön gedeckten Tisch getafelt hat, weiß er schon gar nicht mehr.

Selten ist Jochen B. zu Hause. Meistens hastet er von Stadt zu Stadt, von Auftritt zu Auftritt. Flugzeug, Taxi, Hotel, Konzertsaal sind seine alltäglichen Stationen. Es fehlt ein Rückzugsort, an dem er zur Ruhe kommen kann. Einen Spaziergang hat er schon lange nicht mehr gemacht. Sinnliche Eindrücke wie Schauen, Riechen, Schmecken, Tasten sind gegenüber dem Hören komplett in den Hintergrund getreten – die Musik absorbiert seine gesamte Aufmerksamkeit.

Angesichts seines vollen Terminkalenders verliert er leicht den Überblick. Aufgrund der vielen Reisen und Zeitverschiebungen schläft er meist schlecht und unregelmäßig. Hat er einen Auftritt zugesagt, fühlt er sich verpflichtet, ihn auch einzuhalten.

Bisher hat ihm das kreative Chaos keine Probleme gemacht, er hatte sogar Freude daran und fühlte sich wohl dabei. In letzter Zeit aber merkt er, dass es ihm häufig zu viel wird.

Der Hausarzt verschreibt einen blutdrucksenkenden Betablocker. Damit sinkt der Blutdruck zwar ab, doch die Schwindelanfälle bleiben, vereinzelt spürt Jochen B. auch Herzklopfen vor dem Einschlafen. Und: Das Medikament beeinträchtigt seine Potenz, was ihn sehr verunsichert. Sein Selbstbild ist ins Wanken geraten. Er weiß nicht mehr, wer er ist; das macht ihm Angst und treibt seinen Blutdruck zusätzlich in die Höhe.

Jochen B. spürt: Es muss sich etwas ändern, aber ohne dass seine Karriere gefährdet wird. Wie er es geschafft hat, mehr Ruhe in sein Leben zu bringen, lesen Sie auf *Seite 92*.

Gefährliche Hochdruckkrise

Wenn beim Chaos-Typ der Blutdruck hochgeht, dann meist richtig: Werte um 230/120 mmHg sind keine Seltenheit. Menschen dieses Typs neigen deshalb besonders zu den oft gefährlichen Hochdruckkrisen *(siehe Seite 13)*.

In der Ruhe liegt die Kraft

Diese alte Weisheit gilt besonders für Menschen, die viel unterwegs sind. Ihr Körper braucht umso dringender regelmäßig wiederkehrende Inseln der Ruhe und Entspannung, um sich zu regenerieren.

Test: Zu welchem Typ gehören Sie?

Gehen Sie die nachfolgenden Aussagen bitte zweimal durch und kreuzen Sie an, was auf Sie zutrifft.

Welcher Typ sind Sie am ehesten? Dieser Test hilft Ihnen, es herauszufinden. Bitte nicht schummeln! Jede Konstitution hat Stärken und Schwächen. Seien Sie ehrlich und stehen Sie zu sich. Bei der Auswertung des ersten Testdurchgangs sollten Sie nicht auf einzelne Aussagen achten, denn daraus lässt sich noch kein Typ ableiten. Hier zählt nur die Gesamtgewichtung. Im zweiten Durchgang kommt es dagegen auf die Einzelaussagen an, die Ihnen ergänzende Hinweise liefern.
Erster und zweiter Durchgang sind gleichermaßen wichtig. Erst das Gesamtergebnis zählt!

1. Durchgang: Welche Aussagen treffen grundsätzlich auf Sie zu, was kennen Sie womöglich schon seit Ihrer Jugend? Zählen Sie zusammen, wie oft Sie mit A, B oder C antworten. Auf *Seite 49* können Sie Ihre Grundkonstitution ablesen: Je nach Häufigkeit der Antworten gehören Sie zum Stress-, Bauch- oder Chaos-Typ.
2. Durchgang: Welche Aussagen in den fünf Bereichen sind vor allem für die vergangenen Monate zutreffend? Stellen Sie daraus Ihre persönlichen »Top 5« zusammen, also die fünf Antworten, die derzeit Ihren Alltag am stärksten prägen.

BEFINDEN

A __ Ich spüre meinen hohen Blutdruck mit Herzklopfen oder mit Klopfen im Hals.

B __ Von meinem Bluthochdruck spüre ich rein gar nichts.

A __ Ich spüre genau, was in meinem Körper vor sich geht.

C __ Ich habe schon x-mal den Arzt gewechselt. Aber bevor der hohe Blutdruck erkannt wurde, hat mich keiner ernst genommen.

A __ Mein Herzklopfen ängstigt mich.

B __ Ich schlafe wie ein Murmeltier.

C __ Immer zur gleichen Zeit schlafen zu gehen – das ist nichts für mich.

A __ Ich schlafe schlecht ein, weil mir noch tausend Dinge durch den Kopf gehen.

C __ Ich brauche wenig Schlaf.

B __ Schlafen kann ich überall – sogar im Sitzen.

A __ Ich wache nachts oft auf, vor allem nach 2 Uhr.

B __ Manchmal komme ich morgens kaum aus dem Bett.

A __ Bei Stress bekomme ich leicht Kopfschmerzen.

C __ Ich habe schon seit Jahren häufig Migräne.

A __ Ich neige zu Durchfall.

C __ Meine Verdauung ist ziemlich chaotisch: Mal habe ich Durchfall, mal Verstopfung, das wechselt ständig.

B __ Ich schwitze schnell.

B __ Im Bett ersetze ich meiner Partnerin/ meinem Partner die Wärmflasche – sie/er kann sich immer an mir wärmen.

B __ Ich schäme mich, weil ich so dick bin.

A __ Ich habe fast immer kalte Füße und Hände.

B __ Wenn ich versuche, Diät zu halten, fühle ich mich total unwohl.

C __ Das Leben erscheint mir häufig perspektivlos.

C __ Ich habe Angst vor der Zukunft, obwohl es mir und der Familie gut geht.

B __ Ich weiß gar nicht mehr, was das Leben eigentlich für einen Sinn hat.

C __ Die anderen machen sich ständig Sorgen um mich – das geht mir auf die Nerven.

BLUTDRUCK

A __ Mein Blutdruck ist nur hoch, wenn ich mich aufrege, anstrenge oder streite. Danach ist er wieder normal.

B __ Mein Blutdruck ist erst zu hoch, seit ich so viel zugenommen habe.

C __ Meinen Blutdruck habe ich bisher nie gemessen. Wozu auch?

A __ Beim Arzt ist der Blutdruck normal, aber wenn ich zu Hause selbst messe, ist er oft zu hoch – oder umgekehrt.

B __ Wenn man ständig den Blutdruck misst, macht man sich nur verrückt.

C __ Mein Blutdruck schwankt sehr stark – das ist mir unerklärlich.

A __ Bei mir ist vor allem der untere Wert erhöht, selten liegt er unter 90. Dann bekomme ich Angst und messe nochmals. Meist sind die Werte dann noch höher und der Puls über 100.

B __ Ich bin die Ruhe selbst – also kann der Blutdruck doch gar nicht hoch sein.

C __ Mein Blutdruck geht immer wieder von selbst runter – wieso soll ich dann Tabletten nehmen?

ESSEN UND TRINKEN

B __ Ich koche und esse für mein Leben gern.

C __ Mir ist es egal, ob ich Fast Food oder Delikatessen esse. Der Geschmack ist nicht so wichtig.

C __ Diese vielen Kochshows im Fernsehen – warum wird um das Essen so viel Aufhebens gemacht?

A __ Essen bedeutet mir nicht viel.

C __ Oft vergesse ich das Essen.

A __ Ich bin ein Frühstücksmuffel. Vor 10 Uhr kann ich schlecht essen.

A __ Zum späten Frühstück esse ich am liebsten etwas Warmes.

C __ Ich brauche täglich mehrere Tassen Kaffee, am liebsten Espresso, stark und schwarz.

A _ Kaffee bekommt mir nicht gut, ganz egal, ob Espresso, Latte macchiato oder normaler Bohnenkaffee.

A _ Ich wärme mich gern mit heißer Schokolade mit Sahne auf.

C _ Ich schätze guten Wein.

B _ Ich trinke gern mal ein Glas über den Durst.

B _ Nichts geht über eine richtig schöne Haxe mit Knödel.

A _ Das Mittagessen muss bei mir immer schnell gehen.

C _ In Ruhe essen? Wann soll ich das denn noch machen?

B _ Ich muss zwischendurch immer etwas schnabulieren.

A _ Ich liebe Süßigkeiten wie Schokolade und Kuchen.

B _ Kuchen schmeckt mir nur mit Sahne.

C _ Schon meine Mutter sagte, ich esse wie ein Vögelchen: immer nur ganz kleine Häppchen.

A _ Wenn ich unter Stress stehe, nehme ich eher ab als zu.

B _ Wenn ich Stress habe, muss ich etwas essen.

A _ Wenn ich aufgeregt bin, kann ich nichts essen.

B _ Wenn ich Kummer habe, brauche ich was Süßes.

C _ Viele Lebensmittel vertrage ich nicht gut.

B _ Mollige Menschen sind doch einfach fröhlicher!

C _ Heutzutage sind so viele Lebensmittel von der Umwelt belastet, da muss ich schon sehr genau aufpassen, dass ich nicht das Falsche esse.

B _ Früher konnte ich leicht ein paar Kilo abspecken; seit ich über 50 bin, geht das nicht mehr.

B _ Ich habe schon unzählige verschiedene Diäten ausprobiert – genützt hat leider keine.

VERHALTENSWEISEN

A _ Ich kann nicht gut stillsitzen.

C _ Ich kann nicht gut abschalten.

B _ Wenn andere nervös werden, bleibe ich ruhig.

C _ Ich kann nicht gut Ordnung halten.

B _ Ich bin gern faul.

C _ Ich liebe das kreative Chaos.

A _ Ich kann zu anderen schlecht Nein sagen.

C _ Ich kann gut improvisieren.

A _ Ich kann prima organisieren.

C _ Organisieren und Delegieren fallen mir schwer.

C _ Ich kümmere mich gern um alles, was um mich herum geschieht.

B _ Die anderen meinen immer, sie könnten alles mit mir machen – aber ich bin auch nicht unbegrenzt belastbar.

C _ Auf meinem Schreibtisch finde nur ich mich zurecht.

A _ Mein Tag ist gut durchgeplant, aber trotzdem kommt immer irgendetwas dazwischen.

C __ Ich komme oft zu spät.

B __ Wenn ich freihabe, tue ich am liebsten eines: nichts.

B __ Ich habe oft zu gar nichts Lust und mache es mir am liebsten zu Hause gemütlich.

C __ Abends frage ich mich oft, warum ich das, was ich vorhatte, wieder nicht geschafft habe.

C __ Wann ich ins Bett gehe, ist mir egal. Meistens wird es spät.

B __ Sport gucke ich am liebsten im Fernsehen. Selber machen? Bloß nicht!

B __ Sport ist Mord.

C __ Ich bin gern unterwegs.

B __ Treppensteigen mag ich nicht, da komme ich immer außer Puste.

B __ Ich nehme für alle Besorgungen gern das Auto - wozu haben wir es denn?

A __ Ich will auch in den Ferien aktiv sein - nur am Strand rumliegen oder abhängen, das ist nichts für mich.

B __ Ich lege großen Wert auf meine Hobbys und meinen Verein.

B __ Am wohlsten fühle ich mich, wenn ich meine Familie und meine Freunde um mich habe.

A __ Streiten liegt mir nicht. Vieles geht mir noch stundenlang nach, ich komme dann kaum davon los.

B __ Ich bin zwar ziemlich »pfundig«, aber trotzdem sehr sensibel.

A __ Ich spüre jede Unstimmigkeit. Wenn mir jemand misstrauisch begegnet, merke ich das sofort.

A __ Ich nehme mir Kritik sehr zu Herzen.

A __ Wenn ich mich ärgere, halte ich lieber den Mund. Ich kann doch eh nichts machen.

B __ Ich sehe alles, behalte es aber lieber für mich.

A __ Probleme mache ich am liebsten mit mir selbst aus.

B __ Wenn andere sich über meine runden Formen lustig machen, kränkt mich das, aber ich lasse es mir nicht anmerken.

B __ Reden ist nicht mein Ding, ich bin eher maulfaul.

A __ Ich hätte viel zu erzählen, aber keiner hört mir zu.

A __ Über Gefühle kann ich nicht gut sprechen. Ich fühle mich meistens nicht verstanden.

A __ Ich hasse Mitleid.

C __ Pedanterie kann ich nicht leiden.

C __ So richtig zu Hause fühle ich mich eigentlich nirgendwo.

BERUF UND PARTNERSCHAFT

A __ Im Beruf muss ich machen, was mein Chef vorgibt.

A __ Mein Chef duldet keinen Widerspruch.

C __ Ich bin kein guter Chef.

A __ Es liegt mir nicht, im Berufsleben meine Ellenbogen zu benutzen.

B __ Ich muss für die Kollegen immer die Kohlen aus dem Feuer holen.

C __ Mir wird oft alles zu viel.

A __ Teamarbeit würde mir liegen, aber bei uns herrscht Hauen und Stechen. Jeder gegen jeden.

C __ Wenn es in der Arbeit Probleme gibt, bekomme ich sofort Panik.

B __ Meine Kollegen schätzen an mir meine Zuverlässigkeit.

C __ Mein Partner/meine Partnerin sagt oft: Stell dich doch nicht so an!

C __ Ich lege Wert auf Unabhängigkeit.

A __ Ich habe niemanden, mit dem ich über meine Probleme reden könnte.

C __ In der Partnerschaft gilt für mich: Der Klügere gibt nach.

A __ Mein Partner/meine Partnerin ist sehr autoritär und lässt keine andere Meinung gelten als die eigene.

C __ Streit mit meinem Partner/meiner Partnerin kann ich nicht gut vertragen. Ich brauche Harmonie.

B __ Seit mein Partner/meine Partnerin mich verlassen hat, habe ich ständig zugenommen. Dabei esse ich nicht mehr als sonst.

A __ Bei uns zu Hause hat mein Partner/meine Partnerin die Hosen an. Gemacht wird, was er/sie sagt.

B __ Treue und Zuverlässigkeit in der Partnerschaft sind für mich sehr wichtig.

AUSWERTUNG

Ergebnis erster Durchgang

A Anzahl der Antworten ______________

B Anzahl der Antworten ______________

C Anzahl der Antworten ______________

Je mehr Antworten A Sie haben, desto eher sind Sie ein Stress-Typ. Haben Sie oft mit B geantwortet, sind Sie ein Bauch-Typ. Die C-Antworten stehen für den Chaos-Typ.

Die meisten Menschen sind eine Mischung aus allen drei Typen mit Schwerpunkt auf einem. Aus den entsprechenden Bausteinen können Sie sich Ihr individuelles Behandlungsprogramm zusammenstellen.

Ergebnis zweiter Durchgang

Meine »Top 5« aus den vergangenen zwei Monaten:

1. ______________________________
2. ______________________________
3. ______________________________
4. ______________________________
5. ______________________________

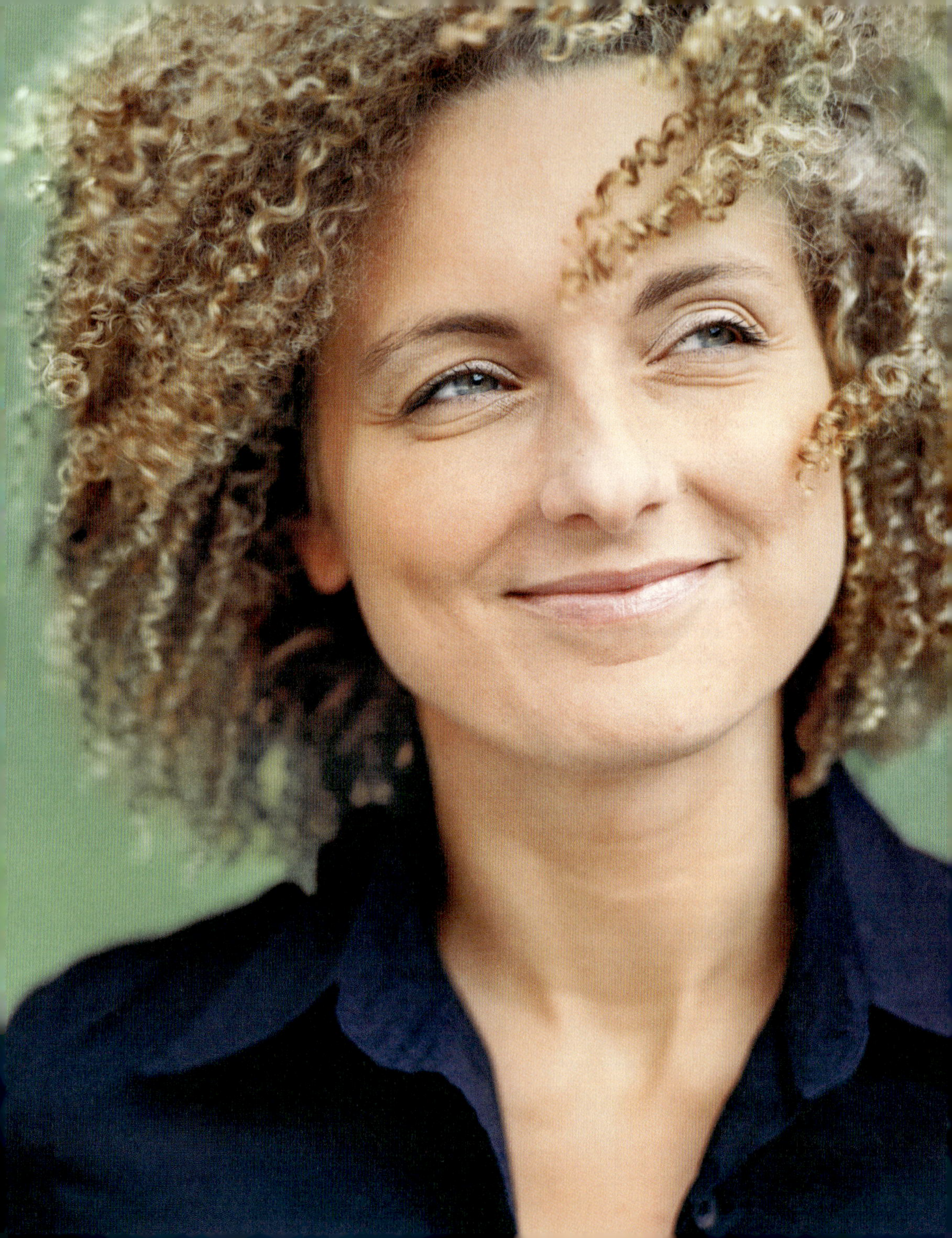

Typgerecht handeln

Jeder der drei Grundtypen braucht ein auf seine Stärken und Schwächen abgestimmtes individuelles Therapieprogramm. Sie können es sich aus den einzelnen Modulen selbst zusammenstellen.

Bausteine für ihr Wohlbefinden

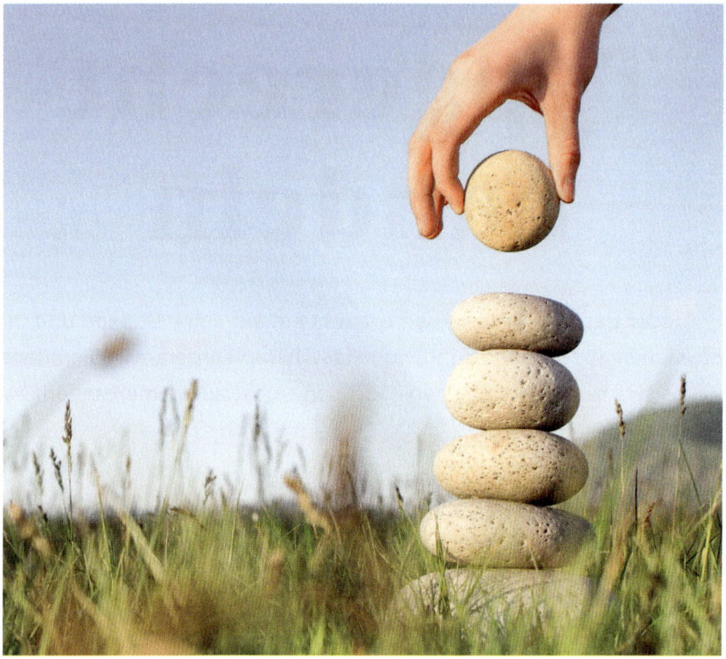

Das typenorientierte Handlungsprogramm ist darauf angelegt, Ihnen nicht nur zu einem normalen Blutdruck, sondern auch zu mehr Lebensfreude und Wohlbefinden zu verhelfen. Denn je wohler Sie sich rundum fühlen, desto leichter wird es Ihnen fallen, das eine oder andere in Ihrem Alltag zu ändern.

Lassen Sie sich motivieren!

Das Tolle an diesem Programm: Es macht Spaß! Sie müssen weder auf die Torte beim Kaffeeklatsch noch auf den Sonntagsbraten verzichten. Und wenn Sie keine Lust haben, ins Fitness-Studio zu gehen, haben wir auch dafür volles Verständnis! Stattdessen können Sie sich aus einem bunten Strauß möglicher Maßnahmen diejenigen heraussuchen, die Ihrem Typ entsprechen und die sich in Ihrem Alltag gut verwirklichen lassen.

Wir wollen Ihnen keine Angst machen oder drohen, dass Sie krank werden oder gar früher sterben müssen, wenn Sie diese Vorschläge nicht befolgen. Denn Motivation entsteht nicht, indem Sie sich mit potenziellen Zukunftsrisiken beschäftigen. Die meisten Menschen essen nicht anders und bewegen sich nicht mehr, nur damit sie in zehn Jahren ein geringeres Risiko für einen Herzinfarkt oder Schlaganfall haben. Sie tun dies aber gern, wenn sie spüren, dass ihnen solche Lebensveränderungen zu mehr Spannkraft und Lebensfreude verhelfen.

In diesem Sinne wollen wir Sie motivieren und Ihnen helfen, den Blick auf sich selbst zu richten: auf den Einzelfall, der in keiner Statistik erscheint, auf den es aber ankommt, wenn es um die richtige und wirksame Therapie geht. Wir geben Ihnen Kriterien an die Hand, mit denen Sie erkennen können, aufgrund welcher Anlagen und in welchen Situationen Ihr Blutdruck in die Höhe geht. Achten Sie darauf, was individuell bei Ihnen im Mittelpunkt steht, wo Sie sich am besten wiedererkennen! Eine ehrliche Selbsterkenntnis und eine liebevolle Haltung zu sich selbst helfen Ihnen, die Maßnahmen auszuwählen, die speziell bei

Jeder Zweite lässt die Pillen links liegen

Etwa jeder zweite Hochdruckpatient nimmt die vom Arzt verordneten blutdrucksenkenden Medikamente nicht wie vorgeschrieben ein; das zeigen Studien immer wieder. Manche vergessen einfach, die Tablette zu schlucken, weil akut kein Leidensdruck besteht. Den meisten jedoch machen Nebenwirkungen so zu schaffen, dass sie die Tabletten lieber wieder weglassen oder anders als vorgeschrieben einnehmen. Woran liegt das? Ein wesentlicher Grund mag sein, dass Ärzte die Konstitution und Lebenssituation bei der Auswahl der Medikamente kaum berücksichtigen und oft auch nicht wissen, worauf dabei zu achten ist. Die meisten folgen relativ stur den Empfehlungen der Fachgesellschaften, bei denen diese Faktoren ebenfalls kaum eine Rolle spielen. Dabei lässt sich die Therapie ohne Weiteres so gestalten, dass alle Aspekte berücksichtigt werden. Wie das geht, erfahren Sie ab *Seite 106*.

Ihnen ins Schwarze treffen. So können Sie sehen, was sich an Ihrem Leben verändern lässt, damit es Ihnen jetzt und auch künftig gut geht. Ganz nebenbei führt das auch dazu, dass sich Ihre Risiken für Herz-Kreislauf-Erkrankungen verringern.

Häufig orientiert sich die Therapie des hohen Blutdrucks an den gemessenen Werten. Diese sind aber immer nur eine Momentaufnahme (abgesehen von der 24-Stunden-Messung, *siehe Seite 30*). Außerdem kann der Blutdruck aus ganz verschiedenen Gründen hoch sein. Bei einem Bauch-Typ sind dafür andere Ursachen ausschlaggebend als bei einem Stress-Typ – was sich auch auf die Behandlung auswirkt. Das heißt, die Therapie des hohen Blutdrucks muss in jedem Fall auch die individuelle Konstitution berücksichtigen, nicht nur den Messwert.

Handeln ist wichtiger als Behandeltwerden

Ein hoher Blutdruck ist keineswegs ein Schicksalsschlag, der aus heiterem Himmel über Sie kommt, sondern immer die Folge einer Kombination aus eigener Konstitution und persönlichem Lebensstil. Deshalb muss die Therapie hier ansetzen – und der wichtigste Akteur sind Sie selbst! Nur Sie können diese beiden Faktoren beeinflussen: Sie können Einseitigkeiten des jeweiligen Typs ausgleichen; und Sie können eine Lebensweise, die einen hohen Blutdruck fördert, so verändern, dass der Körper keinen Anlass mehr hat, den Blutdruck in die Höhe zu treiben.

Dafür ist vor allem dreierlei gefordert: Ihr Wille, Ihre Entschlossenheit, Ihr Handeln. Wenn Sie an Ihrer Lebensweise nichts ändern, sondern lediglich darauf vertrauen, dass die Tabletten wirken, ändert sich nichts an den Ursachen, die den Blutdruck haben ansteigen lassen. Langfristig können Sie ihm nur durch Ihr eigenes Tun die Grundlage entziehen.

Das Entscheidende ist, dass Sie Freude daran haben, aktiv zu werden und nicht einfach Anweisungen des Arztes befolgen wie ein fügsamer Schüler. Sie sollen verstehen, warum sich etwas an Ihrem Leben verändern soll, und mit dazu beitragen, dass das geschieht und wie. Da der Blutdruck an der Schnittstelle zwischen Seele und Körper entsteht, muss jede Behandlung beide Bereiche gleichermaßen umfassen. Es gilt, immer wieder ein Gleichgewicht herzustellen zwischen den Polaritäten des Lebens. Gesundheit ist nicht die Abwesenheit von Krankheit, sondern bedeutet, tagtäg-

Auf Sie kommt es an!

Natürlich können Sie einen zu hohen Blutdruck mit Tabletten senken – manchmal kommt man auch gar nicht drum herum. Aber Sie selbst können mithelfen, dass Medikamente reduziert werden können oder ganz verzichtbar sind. Das Tolle daran: Sie werden Ihr Leben viel mehr genießen!

lich aufs Neue die Mitte zu finden zwischen Aktivität und Ruhe, Wachen und Schlafen, Arbeiten und Entspannen, Außen und Innen, Abbau und Aufbau. Dieses Gleichgewicht ist hochgradig individuell. Nur Sie selbst können herausfinden, was Sie brauchen, um diese Balance zu erreichen – und genau dafür haben wir das Programm zusammengestellt. Sie können es maßgeschneidert so kombinieren, dass es Ihren Bedürfnissen am besten entspricht. Es ist ein modulares System, dessen Sie sich – den wechselnden Lebensumständen entsprechend – bedienen können. Deshalb ist es so universell und in jedem Lebensalter einsetzbar.

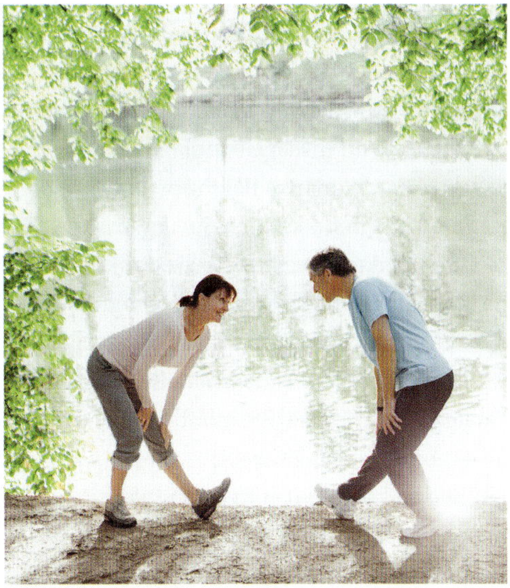

Bewegung gehört bei Bluthochdruck zu jedem fundierten Behandlungskonzept

Ein maßgeschneidertes Programm

Unser typenorientiertes Handlungsprogramm nimmt Rücksicht auf Ihre Möglichkeiten und Fähigkeiten und passt sich jedem Typ in jeder Lebenssituation an. Denn ein hoher Blutdruck zeigt ja nur, dass Sie irgendwo eine Schwäche haben, die es auszugleichen gilt. Gelingt das, hat der Körper keinen Grund mehr, den Blutdruck in die Höhe zu treiben – mit dem angenehmen Nebeneffekt, dass Sie sich generell viel besser fühlen, mehr Spannkraft haben, mehr Lebensfreude und so auch langfristig gesünder bleiben.

In diesem Zusammenhang haben auch Medikamente ihren Platz. Diese sollten aber nicht schematisch auf der Grundlage abstrakter und häufig auch völlig unrealistischer Studienergebnisse verordnet werden, sondern konkret den ganz individuellen Bedürfnissen entsprechen *(siehe Seite 107)*.

Das gesamte Programm beruht auf variabel einsetzbaren Maßnahmen zu den wichtigsten Faktoren, die den Blutdruck beeinflussen: Alltagsgestaltung, Bewegung, Ernährung, Körperpflege und seelischem Gleichgewicht. Diese »Bausteine« können Sie Ihren Bedürfnissen entsprechend untereinander kombinieren. Dabei geht es in erster Linie darum, die Schwingungsfähigkeit des Blutdrucks wiederherzustellen, ein ausbalanciertes Verhältnis von Ruhe und Aktivität zu erreichen, Gegensätze auszugleichen und die Lebensgestaltung zu harmonisieren.

So stellen Sie sich Ihr Programm zusammen

- Suchen Sie sich die Maßnahmen heraus, die Ihrem Konstitutionstyp und Ihrer aktuellen Lebenssituation entsprechen, und notieren Sie alles auf einem Blatt Papier. Eine Orientierungshilfe bietet Ihnen die Übersicht auf den Umschlaginnenseiten dieses Buches.
- Wählen Sie frei nach Ihren Vorlieben – also mit Freude an einer Maßnahme, nicht aus Angst vor irgendwelchen Folgen.
- Bleiben Sie realistisch und überfordern Sie sich nicht. Versuchen Sie, nicht alles zugleich zu ändern, sonst ist der Misserfolg vorprogrammiert.
- Sortieren Sie: Was wollen Sie dauerhaft tun – täglich oder an bestimmten Wochentagen? Und was nehmen Sie sich für eine begrenzte Zeit vor – in den nächsten drei oder sechs Monaten?
- Prüfen Sie immer wieder neu, was Sie im Moment gerade brauchen und welche Maßnahmen zu Ihnen passen. Sie können die Bausteine jeweils passend miteinander kombinieren.

Ebenso geht es darum, sich gesund und schmackhaft zu ernähren, den Alltag rhythmisch zu gestalten, Körpersignale zu erkennen, auf die innere Stimme zu hören, kreativ zu sein und selbstverantwortlich zu handeln.

UND WENN SIE ZU KEINEM TYP PASSEN?

Es kann sein, dass unser Test *(siehe Seite 45)* kein eindeutiges Ergebnis erbracht hat und Sie sich keinem der drei Typen eindeutig zuordnen können. Aber auch dann können Sie unser Programm nutzbringend anwenden: Überlegen Sie: Welche Merkmale haben Ihr bisheriges Leben am meisten geprägt? Welchem der drei Typen entsprechen Sie am ehesten? Worin erkennen Sie sich am meisten wieder? Das ist Ihr Grundtypus.

Sodann: Welche Situation liegt aktuell seit einigen Wochen oder Monaten vor und beeinflusst Ihr Leben nachhaltig? Fragen Sie sich auch hier: Worin erkenne ich mich am meisten wieder? Auf dieser Grundlage sehen Sie, welche Charakteristika bei Ihnen überwiegen. Dementsprechend können Sie langfristige Maßnahmen aussuchen, die Sie das kommende Jahr hinweg regelmäßig befolgen und die zur Gewohnheit werden sollten. Zusätzlich wählen Sie aus den anderen Maßnahmenkatalogen die Vorschläge aus, die der akuten Situation Rechnung tragen.
Ein Beispiel: Sie sind vom Grundtyp her ein Bauch-Typ, aber seit einigen Monaten haben Sie verstärkt Stress am Arbeitsplatz, der Sie nervös macht, Sie schlecht schlafen lässt und dazu führt, dass Sie sich abends gern mit eini-

gen Gläsern Wein oder Bier ablenken. Dann suchen Sie sich langfristige Maßnahmen aus dem Katalog für den Bauch-Typ aus und ergänzen diese kurzfristig durch Bausteine für den Stress-Typ, bis sich die Lage wieder beruhigt hat. Auf diese Weise können Sie die Hochdrucktherapie immer wieder an sich verändernde Lebensverhältnisse anpassen, ohne dass sie an Wirksamkeit verliert.
Und noch ein wichtiger Hinweis: Stress- und Bauch-Typ sind durch Einseitigkeiten gekennzeichnet. Nicht so der Chaos-Typ. Ihm fehlt vor allem die Fähigkeit zum Ausgleich. Das gilt in bestimmtem Umfang auch für den Stress- und Bauch-Typ. Alle Hinweise, die wir für den Chaos-Typ geben, sind daher auch für die beiden anderen Typen hilfreich. Sie stärken die Mitte und wirken grundsätzlich gesundheitsfördernd.

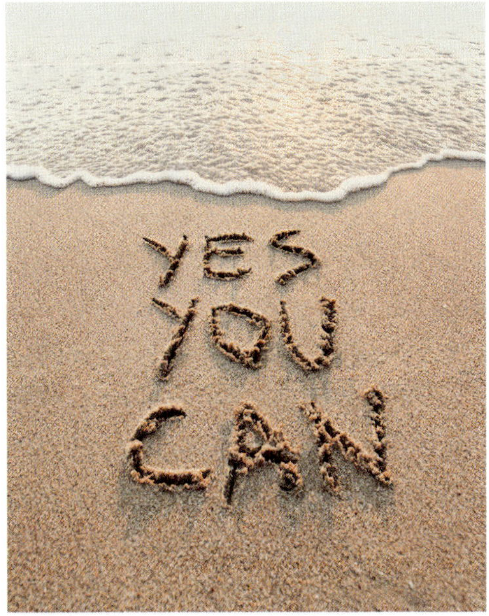

Ein Leitmotiv unterstützt die Motivation – finden Sie Ihre individuellen Kraftworte

Yes, you can!

Das Motto des damaligen US-Präsidentschaftskandidaten Obama, das 2008 um die Welt ging, gilt auch für Sie: Yes, you can! Manche unserer Anregungen werden Ihnen vielleicht anfangs mühsam erscheinen. Lassen Sie sich davon nicht entmutigen. Das Schöne an diesem Programm ist, dass die Erfolge schnell spürbar sind. Schon nach einer Woche werden Sie merken, dass Ihnen etwas fehlt, wenn Sie nicht einmal täglich an der frischen Luft waren. Dass Ihnen plötzlich mehr gelingt, wenn Sie Ihren Tag gut planen. Dass die innere Unruhe verfliegt, wenn Sie abends noch zehn Minuten meditieren und den Tag bewusst in Ruhe ausklingen lassen. Und ganz nebenbei werden Sie feststellen: Der Blutdruck normalisiert sich. Solche Erfolgserlebnisse kann Ihnen keine Tablette der Welt verschaffen – nur Sie selbst. Alles, was Sie tun, tun Sie für sich. Für Ihre Lebensqualität, für Ihre Gesundheit, für Ihr ganz persönliches, individuelles Wohlbefinden. Oh yes, you can!

Das Programm für Stress-Typen

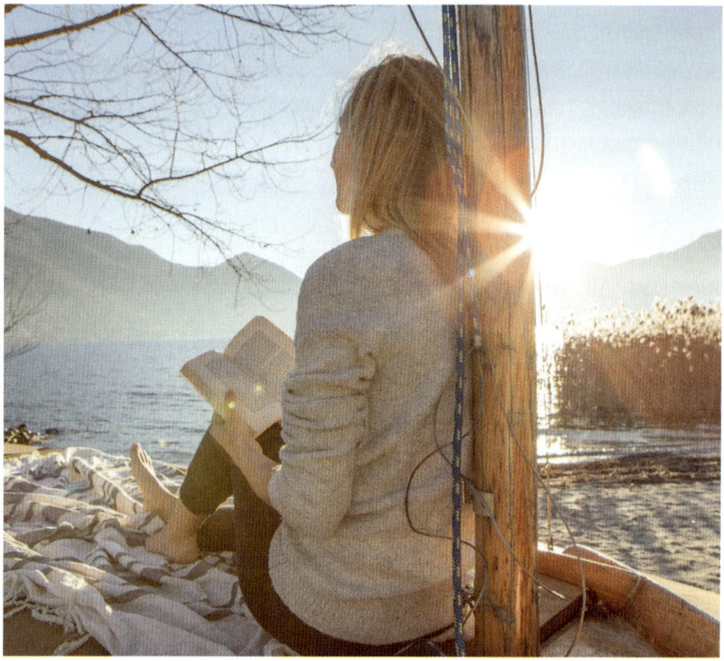

Wenn Sie ständig unter Strom stehen oder schnell nervös werden, ist das folgende Programm das richtige für Sie. Es kann mehr Ruhe in Ihr Leben bringen und hilft Ihnen, sich zu erden. Es trägt auch dazu bei, dass Sie von Ihrem Streben nach Perfektion Abstand gewinnen und lockerer werden.

Erfolgreiche Behandlungskonzepte

Zunächst aber wollen wir Ihnen verraten, wie das Behandlungskonzept für die beiden Patienten aussieht, die wir Ihnen im letzten Kapitel vorgestellt haben. Anhand dieser zwei Beispiele werden Sie merken, wie unterschiedlich Stress-Typen sind und wie individuell sie behandelt werden können.

BEISPIEL 1: CLAUDIA M.

Claudia M. *(siehe Seite 37)* kommt zu einer stationären Behandlung ins Krankenhaus. Die Ultraschalluntersuchung des Herzens zeigt bereits Folgen des langfristig erhöhten Blutdrucks: Die Wand der linken Herzkammer ist etwas verdickt, Zeichen für eine beginnende Herzschwäche. Jede Blutdruckmessung ängstigt Claudia M.: Die Werte liegen meistens um 20 mmHg höher als bei der 24-Stunden-Messung. Da die Medikamente weder zu niedrig noch zu hoch dosiert werden dürfen, setzt der Arzt den vom Hausarzt verordneten Kalziumantagonisten ab und belässt es bei einem ACE-Hemmer in Kombination mit einem Diuretikum *(siehe Seite 108)*. Hinzu kommen Arzneimittel aus der Anthroposophischen Medizin *(siehe Seite 109)*: Aurum/Hyoscyamus comp. tagsüber als Tropfen, zur Nacht eine Injektion unter die Haut oberhalb des Bauchnabels; Plumbum mellitum D20 als Pulver dreimal täglich; Bryophyllum Urtinktur dreimal täglich als Tropfen. Außerdem erhält Claudia M. abends eine Fußeinreibung mit Lavendelöl sowie einmal täglich Maltherapie und Heileurythmie *(siehe Seite 121)*.

Schon nach einer Woche glätten sich die Blutdruckwerte im Tagesverlauf. Claudia M. fühlt sich müde, aber auch entspannt. Trotzdem kann sie noch nicht gut schlafen, zwischen 2 und 4 Uhr morgens wird sie regelmäßig wach. Deshalb wird die abendliche Spritze mit Aurum/Hyoscyamus zur Nacht abgesetzt und durch Tropfen mit Hyoscyamus/Valeriana ersetzt. Für den Fall, dass sie nachts wach wird, verabredet der Arzt mit ihr folgendes Ritual: Die Hyoscyamus/Valeriana-Tropfen erneut einnehmen, einen Löffel Honig essen und Wollsocken anziehen, damit die Füße warm bleiben. Alles Nötige dafür legt Claudia M. abends auf dem Nachttisch bereit. Und es funktioniert: Meist ist sie nach einer Viertelstunde wieder eingeschlafen.

Morgens bekommt Claudia M. täglich eine Ganzkörper-Abwaschung mit Meersalz *(siehe Seite 87)* und Zitronenbademilch, wobei zusätzlich eine Zitrone im Wasser ausgepresst wird, sodass die ätherischen Öle direkt ins Waschwasser gelangen.

Ganzheitlich behandeln

Gerade beim hohen Blutdruck kommt es darauf an, auf mehreren Ebenen gleichzeitig anzusetzen. Nach diesem Prinzip werden auch die Medikamente ausgewählt.

Sie fühlt sich nun wesentlich besser, hat zwei Kilo zugenommen und schöpft neuen Lebensmut. Jetzt will sie sich auch gegen das Mobbing wehren. Sie wird den Telefonhörer nicht mehr abnehmen, wenn sie sieht, dass ihr Chef anruft, und sie wird sich nach einem guten Anwalt für Arbeitsrecht umschauen. Eine psychosomatische Therapie soll die erreichten Erfolge unterstützen.
Eine erneute 24-Stunden-Messung ergibt, dass der Blutdruck tagsüber so gut wie gar nicht mehr über 140 mmHg ansteigt. Das bedeutet: Das Kombinationspräparat kann gegen ein Einzelmittel ausgetauscht werden, das nur noch einen ACE-Hemmer enthält.

BEISPIEL 2: STEFAN B.

Bei Stefan B. *(siehe Seite 38)* geht es in erster Linie darum, der Auszehrung entgegenzuwirken, damit er wieder neue Kraft schöpfen kann. Deshalb nimmt er dreimal wöchentlich ein Sahne-Nährbad *(siehe unten)*. Da sich an der Belastung in der Schule in den fünf Monaten bis zu den Sommerferien erst einmal nichts ändern lässt, soll er den Tag rhythmisch strukturieren, denn Rhythmus schenkt Kraft. Alle drei Stunden macht Stefan B. zehn Minuten Pause für eine Achtsamkeitsübung *(siehe Seite 72)*, um den Kopf aus- und die Sinne einzuschalten. So hat er Zeit, sich zu sammeln, statt von einer Aufgabe zur anderen zu hetzen. Wann immer es sich einrichten lässt, geht er mittags oder nachmittags für ein kurzes Nickerchen nach Hause, danach kehrt er in die Schule zurück. Um abends zur Ruhe zu kommen, hält er kurz vor dem Schlafengehen noch einmal Rückschau auf den vergangenen Tag *(siehe Seite 102)*.

Ein stärkendes Sahne-Nährbad

Dieses Bad ist genau das Richtige, wenn zu viel Arbeit und Stress Ihren Organismus erschöpft haben. Und so geht es:
Verquirlen Sie einen halben Liter Milch oder Sahne mit einem Ei und geben Sie das Ganze unter Rühren ins warme Badewasser, sodass eine milchig-sahnige Emulsion entsteht. Nehmen Sie mit einer Schüssel einen Liter von dieser Badewasser-Mischung ab, halbieren Sie eine Bio-Zitrone, ritzen Sie die Schale unter Wasser mehrfach längs ein und drücken Sie die beiden Hälften in der Schüssel mit der Hand aus. Geben Sie das Zitronenwasser ins Badewasser und baden Sie darin etwa 20 Minuten. Danach legen Sie sich sofort ins mollig vorgewärmte Bett.
Ein solches abendliches Nährbad stimuliert über die Haut den ganzen Organismus und regt ihn an, Nährstoffe einzulagern. Sie werden sich am nächsten Morgen gleich viel kräftiger fühlen und Appetit auf ein ausgiebiges Frühstück haben, das zusätzlich nährt und stärkt.

Die Körpersignale beachten

Stress-Typen neigen dazu, sich ständig zu überfordern. Gerade das treibt den Blutdruck in die Höhe. Es ist deshalb eine heilsame Übung, immer wieder nachzuspüren: Gehe ich gerade wieder über meine Grenzen? Sollte ich vielleicht besser eine Pause einlegen? Ist es nicht längst Zeit, ins Bett zu gehen? Wenn Sie bewusst die Erschöpfungszeichen Ihres Körpers beachten, werden Sie feststellen, dass Ihr Blutdruck nicht mehr so hoch ansteigt.

Zur Unterstützung der Herz-Kreislauf-Funktion nimmt Stefan B. täglich drei anthroposophische Medikamente *(siehe Seite 110)*: Neurodoron®, Bryophyllum Urtinktur und Cardiodoron®.
Auf konventionelle Medikamente kann er damit komplett verzichten – die beschriebenen Maßnahmen reichen aus, um den Blutdruck auf einem Niveau von etwa 140/90 mmHg zu halten.
Nach den Sommerferien reduzieren sich die beruflichen Aufgaben. Die Verantwortung für die Konferenz und den Neubau kann Stefan B. abgeben, sodass er sich voll auf die Arbeit mit seiner Klasse konzentrieren kann. Damit kommt er gut über die Runden.

Achtsame Lebensweise

Menschen, die zum Stress-Typ gehören, laufen sich vor Hektik seelisch oft regelrecht wund, werden immer hibbeliger und nervöser. Sie brauchen wirkungsvolle Hilfen, damit sie über den Tag hinweg immer mal wieder zur Ruhe kommen.

MACH MAL PAUSE!

Studien zeigen, dass wir nie länger als anderthalb Stunden hoch konzentriert arbeiten können – danach lässt die Aufmerksamkeit zwangsläufig nach. Es sei denn, wir legen eine

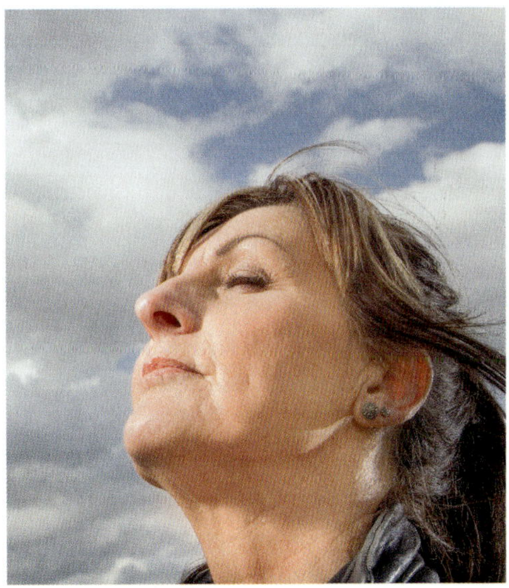

Den Wind, die Wolken, die Luft wahrnehmen und tief durchatmen – so wird der Kopf wieder frei

kurze Pause ein und alle drei Stunden eine etwas längere. Nicht ohne Grund richtet sich der Tagesablauf in vielen Klöstern nach diesem Schema *(siehe Seite 18)*. Eine solche »Kultur des Ausatmens« sorgt für die nötige Besinnung nach der Zeit des »Einatmens« in Form aktiven Arbeitens. Der Rhythmus unterstützt die Schwingungsfähigkeit des ganzen Organismus, vor allem die des Blutdrucks.

DEN DRUCK RAUSNEHMEN

Stress-Typen stehen häufig unter lang anhaltender Hochspannung. Hier gilt es, genau hinzuschauen: Was bedrängt Sie? Was ängstigt Sie? Was engt Sie ein? Wessen können Sie sich kaum erwehren? Gestaute Aggression, die ständig unterdrückt werden muss, treibt den Blutdruck zwangsläufig in die Höhe. Wenn sie dazu noch gepaart ist mit dem Gefühl der Ohnmacht und Hilflosigkeit, ist der Stress am gefährlichsten. Dann schüttet der Körper vermehrt Stresshormone aus, die den Blutdruck längere Zeit auf hohem Niveau halten und das Herz schneller schlagen lassen. Es ist, als würde man den Motor eines Autos mit überhöhter Drehzahl laufen lassen, bis er schließlich heiß läuft und streikt. Lassen Sie es nicht so weit kommen:

- *Suchen Sie nach einer Möglichkeit, um Ihrem aufgestauten Unmut oder Kummer einmal richtig Luft zu machen – irgendwo im Freien oder im Wald, wo Sie losschreien können, ohne dass es jemanden stört, oder beim Sport, wo Sie sich so richtig auspowern können.*
- *Versuchen sie, alles, was Sie belastet und was Sie als ungerecht empfinden, gemeinsam mit jemandem zu analysieren, zum Beispiel mit einem engen Freund/einer Freundin. Es tut gut, mit einem vertrauten Menschen zu sprechen, der das Problem als Unbeteiligter von einer ganz anderen Warte aus sieht.*
- *Suchen Sie sich gegebenenfalls professionelle Hilfe bei einer Beratungsstelle, einem Psychologen oder Psychotherapeuten.*
- *Überlegen Sie: Welche beruflichen Probleme verlangen akut nach einer Lösung? Wogegen müssen Sie sich wehren, damit keine Nachteile für Sie entstehen? Vielleicht brauchen Sie anwaltliche Hilfe, oder Sie wenden sich an eine Schlichtungsstelle, den Betriebsrat oder die Gewerkschaft. Wenn das nichts fruchtet: Denken Sie darüber nach, ob ein Wechsel in ein anderes Unternehmen oder eine Umschulung infrage kommt.*
- *Im Privaten, etwa bei Partnerschaftsproblemen, können Sie Hilfe bei Mediatoren suchen, zum Beispiel bei Einrichtungen von Kirche und Gemeinde oder bei pro familia. Diese sind darin geschult, den Kontrahenten zu einem Kompromiss zu verhelfen, ohne ein Gericht zu bemühen. Wenn Ihnen als Eltern die Kindererziehung oder der Alltagsstress über den Kopf wächst: Beantragen Sie eine Mutter- beziehungsweise Vater-Kind-Kur. Haben Sie keine Angst vor Veränderungen! Bedenken Sie: Wo eine Tür zugeht, geht eine andere auf – vielleicht trägt die augenblickliche Krise bereits den Keim für eine bessere Zukunft in sich.*

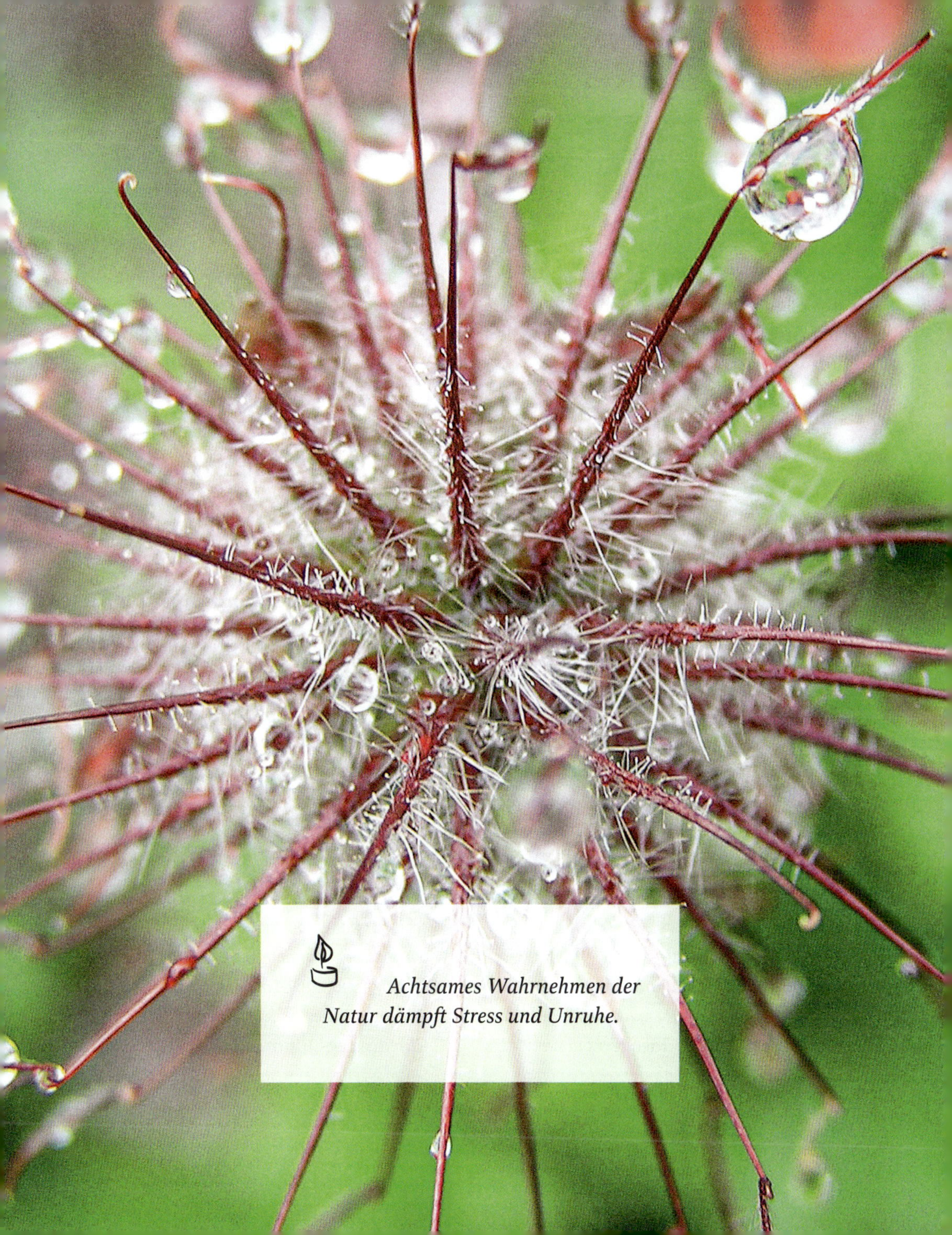

Achtsames Wahrnehmen der Natur dämpft Stress und Unruhe.

Neue Kraft in zwei Minuten

Eine sorgfältige Pausenkultur im Tagesverlauf spart Kraft und spendet Ruhe. Etwa alle 90 Minuten sollten Sie daher eine Pause einlegen, und seien es nur zwei Minuten. Diese Pause können Sie etwa so gestalten:

- **Ans offene Fenster treten und zehnmal tief ein- und ausatmen. Bei der Ausatmung kräftig pusten.**
- **Das Gesicht mit kaltem Wasser abreiben oder etwas Gesichtswasser aufsprühen.**
- **Einmal für kurze Zeit vor die Tür treten und die Sinne öffnen: Wie riecht es hier? Wie warm oder kalt ist es? Was ist zu hören? Wie sieht der Himmel heute aus?**
- **Aufstehen und sich kräftig recken und strecken, die Schultern nach hinten ziehen, um den Brustkorb zu weiten, tief ein- und ausatmen.**
- **Einen Tee kochen oder einen Teil des Mittag- oder Abendessens vorbereiten (und in der nächsten Pause weitermachen).**

Sie werden sehen: Danach sind Sie frisch, konzentrationsfähig und zu jeglichen neuen Taten bereit!

DEN ABEND GENIESSEN

Fallen Sie nicht einfach erschöpft ins Bett – dann treibt Sie das, was Sie tagsüber erlebt haben, weiter um und erschwert das Einschlafen. Viel sinnvoller ist es, den Abend bewusst zu gestalten:

- *Sorgen Sie dafür, dass Sie in Ruhe zu Abend essen, möglichst gemeinsam mit der Familie oder Ihrer Partnerin/Ihrem Partner.*
- *Auch wenn Sie allein leben, können Sie es sich schön machen: mit einer Kerze auf dem Tisch, einem dekorativen Set, einem schön angerichteten Teller. Das Auge isst mit!*
- *Gewöhnen Sie sich ein Ritual an, mit dem Sie den Tag hinter sich lassen, bevor Sie einschlafen: Machen Sie einen Tagesrückblick, mit dem Sie den Tag abschließen, oder schreiben Sie ein paar Sätze in Ihr Tagebuch.*
- *Machen Sie vor oder nach dem Essen oder später vor dem Schlafengehen einen Spaziergang. Gehen Sie einmal um den Block oder drehen Sie eine Runde durch den Garten – egal, bei welchem Wetter. Sie werden sehen: Anschließend können Sie besser ein- und durchschlafen.*
- *Begrenzen Sie die Fernsehzeit und lesen Sie noch ein paar Seiten in einem guten Buch oder hören Sie schöne Musik.*
- *Wenn Sie dennoch Probleme mit dem Einschlafen haben: Nehmen Sie 15 bis 30 Minuten vor dem Schlafengehen einen Löffel Honig zu sich – pur, in Tee oder warmer Milch.*
- *Achten Sie darauf, dass Sie genügend schlafen: Gehen Sie vor Mitternacht ins Bett. Am nächsten Morgen spüren Sie sofort, dass Sie ausgeschlafener, ruhiger und tatkräftiger sind.*

EINE OASE DER FREUDE SCHAFFEN

Selbst in der krisenhaftesten Situation, bei jedem noch so tyrannischen Chef oder missgünstigen Kollegen haben Sie kleine Gestaltungsmöglichkeiten, die Ihnen zu mehr Zufriedenheit verhelfen können. Schaffen Sie sich damit eine kleine Oase des Ungestörtseins, einen »Garten«, zu dem nur Sie Zutritt haben und an dem Sie sich täglich ein wenig freuen können.

Lassen Sie Ihren Arbeitsplatz nicht verwahrlosen! Halten Sie ihn sauber und verlassen Sie ihn jeden Abend aufgeräumt. Rücken Sie die Möbel möglichst so zurecht, dass Sie einen schönen Ausblick haben. Stellen Sie eine Blume, eine Postkarte oder ein Foto auf den Schreibtisch oder bringen Sie ein Bild an der Wand an, das Ihnen besonders gut gefällt und Ihnen ein Gefühl der Ruhe und Zuversicht vermittelt. Immer wenn der Stress mal wieder gar zu heftig ist, schauen Sie darauf, atmen tief durch und wissen: Die Freude daran kann Ihnen keiner nehmen!

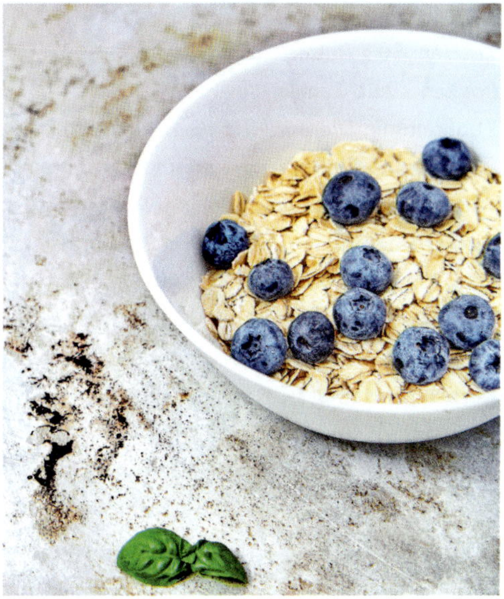

Genießen Sie Hafer in allen Varianten – er ist ein leckerer Kraftspender

Hafer schenkt Kraft

Ideal zum Frühstück oder als Zwischenmahlzeit sind Haferflocken, zum Beispiel als Müsli oder als warmer Haferbrei. Hafer ist reich an Magnesium und Phosphor und somit eine wahre Kraftspritze. Nicht umsonst bekommen Pferde reichlich Hafer, wenn sie Höchstleistungen erbringen sollen. Auch bei Stress-Typen kann eine haferhaltige Zwischenmahlzeit helfen, die erschöpften Batterien rasch wieder aufzufüllen.

Typgerechte Ernährung

Stress-Typen nehmen das Essen meist nicht so wichtig. Sie neigen vielmehr dazu, zwischendurch schnell irgendetwas in sich hineinzuschieben. Kein Wunder, wenn da der Blutdruck nicht mitspielt und der Organismus nicht richtig genährt wird!

Geröstete Haferflocken

Zutaten: 50 g Butter • 100 g kernige Haferflocken • 2 EL Zucker
Zubereitung: Die Butter in einer kleinen Pfanne erhitzen, die Haferflocken und den Zucker dazugeben und unter ständigem Rühren bei starker Hitze rösten, bis die Flocken braun sind. Vorsicht: Die Zeit zwischen »fertig« und »verbrannt« ist extrem kurz! Als Variante können Sie zusätzlich Leinsaat, Sonnenblumen-, Kürbis-, Haselnuss-, Cashew- oder Pinienkerne mitrösten.

Das Kontrastprogramm zum schnellen Essen heißt: »Mahl-Zeit«. Es gehört zu einer gesunden Pausenkultur *(siehe Seite 61)* und hilft Ihnen, aus dem gewohnten Trott herauszukommen.

RICHTIG FRÜHSTÜCKEN

Beginnen Sie Ihren Tag nicht damit, dass Sie überstürzt aus dem Haus rennen, weil Sie schon wieder zu spät aufgestanden sind. Denn spätestens zwei, drei Stunden später schieben Sie richtig Kohldampf. Doch dann sind Sie mitten in der Arbeit und haben keine Zeit zum Essen. Als Notbehelf stopfen Sie irgendetwas in sich hinein – und kommen nicht aus Ihrem gewohnten Fahrwasser.
Steuern Sie schon zu Beginn des Tages gezielt dagegen: Selbst wenn Sie morgens wenig Zeit haben und eher ein Frühstücksmuffel sind, können Sie sich fünf bis zehn Minuten hinsetzen und eine Kleinigkeit frühstücken. Das erzeugt eine angenehme Wohligkeit – und schon gehen Sie ganz anders in den Tag. Sie geraten auch nicht so schnell in eine Unterzuckerung, vor allem, wenn Sie vormittags eine Zwischenmahlzeit einschieben, bevor Sie zu Mittag essen.
Hier einige Vorschläge für ein schnelles, nahrhaftes Frühstück:

- *Probieren Sie grünen Tee anstelle von schwarzem Kaffee.*
- *Nehmen Sie wie die Franzosen morgens ein Croissant und eine Tasse Milchkaffee zu sich. Das geht schnell und macht satt.*
- *Bereiten Sie sich eine kleine Schüssel warmen Haferbrei zu – so ein Porridge lässt sich gut mit frischem Obst oder Gewürzen abwandeln, damit es nicht langweilig wird.*
- *Auch Knäckebrot, Reiswaffeln oder Zwieback sind nahrhaft und leicht verdaulich. Essen Sie einen Klecks Honig dazu – als Nahrung für Ihre strapazierten Nerven!*

Trinken Sie Rote-Bete-Saft!

Wenn Sie einen halben Liter Rote-Bete-Saft trinken, kann der Blutdruck nach drei bis vier Stunden um 10 mmHg beim oberen und um 8 mmHg beim unteren Wert absinken. Die Wirkung hält sogar bis zu 23 Stunden an! Diesen Effekt hat eine Studie an der London School of Medicine wissenschaftlich nachgewiesen.

ZWISCHENMAHLZEITEN

Manchmal treten die belastenden Situationen, die Sie nervös machen und den Blutdruck hochtreiben, erst einige Stunden nach einer Hauptmahlzeit auf. Sorgen Sie dann für einen Snack, der Ihnen zu mehr Kraft verhilft und die Pausenkultur unterstützt. Wenig geeignet dafür sind allerdings die Snacks, die man hierzulande gern konsumiert: Fast Food, Süßigkeiten oder Schokoriegel – sie lassen nur den Blutzucker hochschießen wie ein Strohfeuer, das sofort wieder erlischt.

Nährender sind leicht bekömmliche Zwischenmahlzeiten wie eine Reiswaffel, ein Stück Obst, Nüsse, Studentenfutter oder getrocknete Früchte. Auch Gemüsebrühe oder Miso-Suppe (aus dem Asia-Laden) wärmen angenehm und sorgen für ein wohliges Sättigungsgefühl. Ein Stück dunkle Schokolade mit hohem Kakaoanteil (50 bis 70 Prozent) stillt ebenfalls den akuten Hunger und senkt sogar den Blutdruck (oberer Wert) um etwa 5 mmHg, ohne dass eine Gewichtszunahme zu befürchten ist. Bei Vollmilchschokolade tritt dieser Effekt nicht ein. Statt Kaffee trinken Sie besser Tee, weil er nicht so stark anregt, oder – noch besser – Ingwerwasser, Kräutertee, Fruchtsaftschorle.

DAS AUGE ISST MIT

Gewöhnen Sie sich beim Essen generell eine gewisse Kultur an:

- *Essen Sie grundsätzlich im Sitzen! Also nicht im Stehimbiss oder zwischen Tür und Angel im Büro. Wenn Sie mit dem Auto unterwegs sind, können Sie auf dem Parkplatz Ihre Stullen auspacken, statt während der Fahrt zu essen. Und auch den Döner vom Imbiss können Sie im Sitzen gemütlicher verspeisen.*
- *Wenn es denn unbedingt der Schreibtisch sein muss: Schieben Sie die Akten beiseite, legen Sie eine große Stoffserviette auf und einen Porzellanteller, stellen Sie ein Glas Wasser (oder Tee oder Saft) bereit, zünden Sie eine Kerze an. Essen Sie nichts aus der Packung, sondern richten Sie die Speisen auf dem Teller schön an.*
- *Schauen Sie sich das Ganze einen Moment lang in Ruhe an, atmen Sie einmal tief ein und aus, wünschen Sie sich innerlich guten Appetit – und erst dann fangen Sie an zu essen.*
- *Auf diese Weise werden Sie Ihr Essen längst nicht mehr so hastig wie früher in sich hineinschaufeln, sondern es mit Genuss und Stil zu sich nehmen. Davon wird nicht nur Ihr Bauch gewärmt, sondern auch Ihr Herz. Wenn Sie dann noch langsam und mit Bedacht kauen, wenn Sie wirklich schmecken, was Sie zu sich nehmen, dann wird sich ein wohliges Gefühl der Sättigung einstellen.*

Achtsam speisen

Tun Sie nichts anderes nebenher, wenn Sie essen: weder Zeitung lesen noch E-Mails beantworten, fernsehen oder im Internet surfen. Wenn Sie sich ganz und gar auf die Speisen und sorgfältiges Kauen konzentrieren können, schmeckt alles viel intensiver.

LEICHT VERDAULICHE STATT SCHWERE KOST

Nervöse Menschen vertragen keine schweren Speisen – mild und bekömmlich sollen sie sein. Das Verdauungssystem darf nicht zu viel zu tun haben – sonst rebelliert der Darm mit Krämpfen, Schmerzen, Blähungen und Durchfall. Die Kost muss genügend Nährstoffe enthalten, damit der Körper daraus die nötige Energie beziehen kann:

~ *Verzichten Sie auf Rohkost – sie liegt zu lange in Magen und Darm. Garen Sie Gemüse lieber kurz im Dampf, dann bleibt es bissfest und trotzdem bekömmlich.*

~ *Unter den Vollkornprodukten sollten Sie sich diejenigen heraussuchen, bei denen das Korn gut vermahlen ist. Grobkörniges macht Ihrem Darm sehr zu schaffen.*

~ *Fleisch oder Fisch können Sie ruhig öfter mal essen – achten Sie aber auf eine gute Qualität und eine artgerechte Tierhaltung. Auch Milchprodukte können Sie wegen des hohen Eiweißanteils täglich verzehren, denn eine eiweißreiche Kost ist leichter verdaulich. Suppen jeder Art eignen sich ebenfalls gut – weil sie angenehm durchwärmen und somit entspannen, vor allem am Abend.*

~ *Essen Sie lieber mehrmals täglich kleine Portionen als zwei- oder dreimal größere. Damit entlasten Sie den Verdauungstrakt und sind trotzdem gut ernährt.*

~ *Falls Sie zu den salzempfindlichen Menschen gehören, sollten Sie auf eine salzarme Kost achten (siehe Seite 83).*

Sport und Bewegung

Das Bewegungsprogramm für Stress-Typen ist weniger sportlich als spielerisch orientiert. Es geht ja nicht darum, dass Sie Kalorien verbrennen, meist haben Sie sowieso keine überflüssigen Pfunde auf den Rippen. Vielmehr kommt es darauf an, dass Sie aus der Tretmühle des Alltags herauskommen und möglichst an die frische Luft gehen.

Sie sollen innerlich zur Ruhe kommen und sich nicht mit sportlichem Ehrgeiz stressen. Die Bewegung soll eine wohlige Wärme erzeugen, sodass Sie sich danach angenehm ermüdet, aber keinesfalls erschöpft fühlen. Deshalb sind alle Bewegungsformen günstig, die Sie entschleunigen und zentrieren:

~ *Spazierengehen ist überall möglich, und das auch noch umsonst! Öffnen Sie alle Sinne: Wie riecht es draußen? Was hören Sie? Wie sieht die Landschaft aus, welche Farbe hat der*

Volles Korn – leicht verdaut

Vollkornprodukte mit ganzen Körnern sind für Stress-Typen nicht so bekömmlich – die grobe Substanz belastet ihren Darm zu sehr. Wählen Sie besser Produkte, bei denen das ganze Korn vermahlen wurde, wie Getreideschrot oder Grieß. Beides können Sie sowohl herzhaft (als Suppe, Grütze, Bratlinge) als auch süß (als Brei) zubereiten. So profitieren Sie von allen Nährstoffen.

Himmel, wie bewegen sich die Wolken? Spüren Sie den Wind auf der Haut, Sonne oder Regentropfen im Gesicht?

- *Machen Sie hin und wieder einen Ausflug, bei dem Sie nach einer kleinen Wanderung in einem Gasthaus einkehren können. Oder einen Spaziergang am Meer, wo Sie sich den Wind kräftig um die Ohren wehen lassen. Das regt alle Sinne an und macht Appetit.*
- *Beim Bogenschießen kommen Sie besonders gut zu sich – denn hier müssen Sie sich auf das Wesentliche konzentrieren.*
- *Für Tanzfreunde empfiehlt sich zum Beispiel argentinischer Tango. Dabei dürfen Ihre Gedanken nicht abschweifen, sonst sind Sie nicht im Kontakt mit Ihrem Tanzpartner oder Ihrer Tanzpartnerin.*
- *Das weite Feld asiatischer Bewegungsübungen wie Tai-Chi, Qigong und Yoga sowie Eurythmie (siehe Seite 121), oder Sportarten wie Golf, Reiten, Segeln, Radfahren, Badminton und Volleyball sind für Stress-Typen ebenfalls sehr zu empfehlen.*

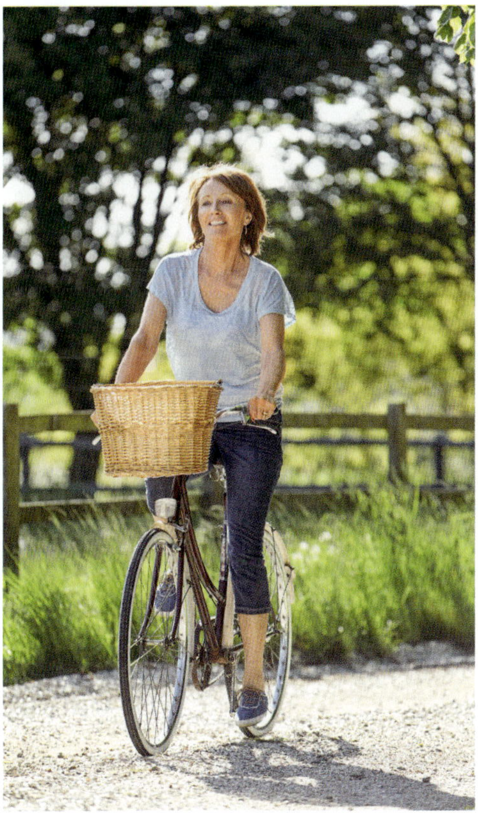

Bewegung und Entspannung zugleich: in der Natur Rad fahren – ideal vor allem für Stress-Typen

Wohltaten für den Körper

Massagen helfen auf wunderbare Art und Weise, sich zu entspannen. Lassen Sie sich also von Ihrem Partner oder Ihrer Partnerin massieren. Oder gönnen Sie sich einmal in der Woche eine professionelle Massage. Mittlerweile gibt es fast überall ein breites Angebot an Entspannungsmassagen. Die Hingabe an warme, sanft kreisende Hände bringt Sie wieder zur Ruhe. Besonders empfehlenswert sind auch Klangmassagen, bei denen Klangschalen auf den Körper gestellt werden und in verschiedenen Frequenzen schwingen. Der Klang füllt den ganzen Raum, überträgt sich aber auch auf den Organismus und sorgt auf sanfte Art für Ausgeglichenheit und Ruhe.

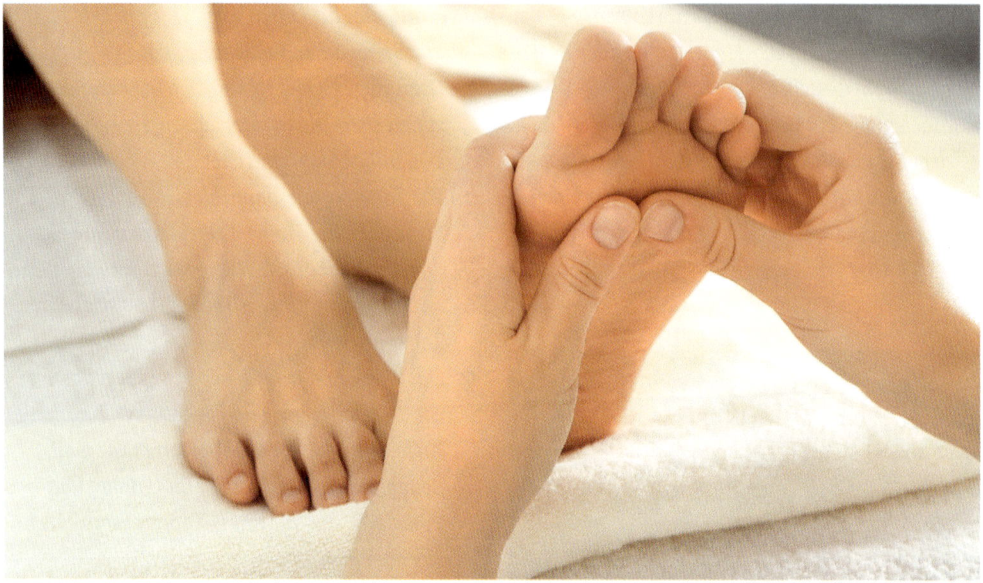

Eine Fußmassage wirkt bei Stress-Typen sofort entspannend – verwenden Sie dafür Lavendelöl, das zusätzlich beruhigt

Wenn die Zeit für eine Ganzkörper-, Klang- oder Rückenmassage nicht reicht, ist eine Fußeinreibung vor dem Einschlafen sinnvoll. Sie zieht alles, was sich im Kopf über den Tag hinweg angestaut hat, nach unten und leitet es ab. Danach – oft sogar währenddessen – können Sie wunderbar einschlafen. Es geht ganz einfach: einige Tropfen Öl oder Fußbalsam zwischen den Handflächen verreiben und mit sanftem Druck über Fußrücken und -flächen streichen. Die Daumen können dabei das Fußgewölbe nach oben drücken, die Finger über den Mittelfuß gleiten. Zum Abschluss jede Zehe einzeln nach außen ziehen und noch einmal mit beiden Händen den ganzen Fuß ausstreichen. Wenn niemand da ist, der Ihnen eine solche Fußmassage gibt, können Sie sie notfalls auch selbst machen. Anschließend ziehen Sie kuschelige Wollsocken an und schlüpfen schnell ins Bett. Sie werden mit Sicherheit rasch einschlafen!

Als Massageöle sind Lavendel-, Rosen- und Wacholderöl besonders gut für Stress-Typen geeignet. Lavendel beruhigt und entspannt, Rose umhüllt und schützt, Wacholder kräftigt. Sie können aber genauso gut ein anderes Öl verwenden, das Ihnen vom Duft her eher zusagt. Wichtig: Verwenden Sie nur gute, naturreine Massageöle! Achten Sie beim Kauf darauf, dass die darin enthaltenen ätherischen Öle nicht synthetisch hergestellt sind, sondern aus natürlichen Quellen stammen, möglichst aus Wildpflanzen. Bezugsquellen finden Sie auf *Seite 125.*

IMMER SCHÖN WARM BLEIBEN

Bei Stress-Typen staut sich die Wärme häufig im Kopf, während Hände und Füße eher kalt sind. Das können Sie ausgleichen:

- *Sorgen Sie dafür, dass Hände und Füße immer schön warm sind: mit Handschuhen, Wollsocken, Bettpuschen, Stulpen an Hand- und Fußgelenken.*
- *Trinken Sie zwischendurch etwas Heißes, zum Beispiel eine Tasse Kräutertee, Ingwerwasser mit einem Löffelchen Honig oder ein heißes Zitronengetränk.*

Wacholderöl als Badezusatz

Kaum bekannt, aber wunderbar stärkend sind die ätherischen Öle von Wacholder. Wannenbäder mit Wacholderöl (Bezugsadressen *Seite 125*) wirken nicht nur sehr kräftigend, sie machen auch rechtschaffen müde. Deshalb sind sie gut geeignet, um nach einem anstrengenden Arbeitstag die Regeneration während der Nacht zu unterstützen. Am besten wirkt das Öl als Öldispersionsbad *(siehe Seite 88).*

- *Tragen Sie im Winter draußen einen Muff. Er hält die Hände an kalten Tagen besser warm als Handschuhe.*
- *Legen Sie sich an kalten Tagen wärmende Kupfer-Einlagen in die Schuhe.*
- *Nehmen Sie vor dem Schlafengehen noch ein Bad, am besten mit Lavendel-Badezusatz. So können Sie wohlig warm und entspannt unter die Bettdecke schlüpfen.*

Wohltaten für die Seele

Täglich tausend Dinge erledigen, nichts vergessen, den Überblick bewahren – für Stress-Typen ist das Alltag. Und ein maßgeblicher Grund, warum der Blutdruck in die Höhe geht. Umso wichtiger ist es, ohne zusätzlichen (Termin-)Aufwand eine Methode zu finden, bei der sich innere Ruhe einstellen kann.
Es gibt viele Entspannungsmethoden, zum Beispiel autogenes Training, Focusing oder progressive Muskelentspannung nach Jacobson, um nur einige zu nennen.
Eine hat sich bei hohem Blutdruck als besonders wirksam erwiesen: Meditation. Sie müssen dafür weder den Lotussitz einnehmen, noch brauchen Sie spezielle Kleidung. Meditieren können Sie zu Hause ebenso wie in der Büropause. Selbst in U-Bahn oder Bus können Sie meditative Minuten einlegen.
Neurologische Untersuchungen haben gezeigt: Während der Meditation kommt der gesamte Organismus ähnlich wie im Schlaf zur Ruhe, obwohl man hellwach ist. Das Herz

Die Nieren warm halten

Wärmen Sie die Nierenregion am Rücken (etwa in Taillenhöhe) mit einem Angora-Leibchen. Das trägt unter der Wäsche nicht auf und schützt gerade diese empfindliche Zone, die leicht auskühlt. Auf die Nieren müssen Sie besonders achtgeben, denn sie sind das Zentralorgan für die Blutdruckregulation.

schlägt langsamer und gleichmäßiger, die Atmung vertieft sich, das sympathische (nicht willentlich zu steuernde und für den Blutdruck mitverantwortliche) Nervensystem wird beruhigt.

MEDITATION DER ACHTSAMKEIT

Es gibt viele verschiedene Meditationsarten aus fernöstlichen oder christlichen Traditionen: von Zen- bis Stille-, Tanz- oder Transzendentale Meditation. Am leichtesten zu erlernen und noch dazu gänzlich ideologiefrei ist die Meditation der Achtsamkeit, die vor etwa 30 Jahren von dem Molekularbiologen Prof. Dr. Jon Kabat-Zinn entwickelt wurde und heute in den USA in zahllosen Krankenhäusern und Gesundheitszentren eingesetzt wird. Inzwischen gibt es auch hierzulande in vielen Städten und sogar auf dem Land Angebote dafür.

Achtsamkeit bedeutet, die Aufmerksamkeit auf den Moment zu richten, anstatt mit den Gedanken in Vergangenheit oder Zukunft zu verweilen. Das Jetzt aufmerksam wahrzunehmen, ohne es zu werten oder etwas daran ändern zu wollen – darum geht es bei der Achtsamkeitsmeditation. Sie lässt sich am besten in einem Kurs erlernen. Wenn Sie dazu zurzeit nicht kommen oder es in Ihrer Nähe kein Angebot dafür gibt, können Sie es auch über eine CD einüben.

Sorgen Sie dafür, dass Sie eine halbe Stunde nicht gestört werden – konsequent! Also: Anrufbeantworter einschalten, Handy, Fernseher und Radio abschalten. Geräusche, die Sie nicht abstellen können, wie Straßenlärm oder Bau-

Achtsamkeitsmeditation lernen

In Kursen zur Achtsamkeitsmeditation erfahren Sie, worauf Sie achten sollten und was Sie tun können, wenn die Gedanken beim Meditieren zu sehr abschweifen, und worauf es sonst noch ankommt. Im Zentrum des Kurses steht ein »Tag der Achtsamkeit«, an dem Sie sich nur um sich selbst kümmern, indem Sie etwa acht Stunden lang schweigen. Abends treffen Sie sich in der Gruppe und besprechen, wie es Ihnen ergangen ist. Die meisten Kurse finden einmal wöchentlich über acht Wochen statt. Es gibt auch zwei- bis dreitägige Kompaktseminare. Übrigens: Viele Krankenkassen bezuschussen solche Kurse.

Achtsam sein in jeder Lebenslage

Achtsamkeit können Sie in jedem Moment des Lebens üben – ob Sie die Zähne putzen, duschen, Wäsche bügeln, Staub saugen, Gemüse schneiden, durch den Park spazieren gehen oder Akten sortieren. In jeder Lebenslage gibt es etwas zu spüren – es kommt nur darauf an, wirklich ganz bei der Sache zu sein! Zum Beispiel beim Gemüseschneiden: Wie fühlt sich der Messergriff an? Und wie die Oberfläche der Karotte? Wie sieht es aus, wenn der Schmutz im Abfluss verschwindet? Was fühlen Ihre Fingerspitzen, wenn Sie eine Zwiebel häuten? Was riechen Sie in diesem Moment? Solche Achtsamkeitsübungen können Sie bei vielen Verrichtungen üben und gut in Ihren Alltag einbauen.

arbeiten, sollten Sie ignorieren, so gut es eben geht. Achten Sie darauf, dass die Zimmertemperatur angenehm warm ist. Und dann fangen Sie einfach an:

~ *Legen oder setzen Sie sich entspannt hin und schließen Sie die Augen. Achten Sie auf nichts als Ihren Atem. Spüren Sie nach, wie er sich in Ihnen ausbreitet und wieder ausfließt, wie Ihr Brustkorb sich dabei hebt und senkt und was Sie sonst noch an sich wahrnehmen können.*

~ *Und nun das Wichtigste: Nehmen Sie wirklich nur wahr und bewerten Sie nichts. Wenn irgendwo etwas drückt oder schmerzt: Werden Sie nicht ärgerlich oder ängstlich, bemühen Sie sich auch nicht, den Schmerz zu ignorieren oder zu unterdrücken. Registrieren Sie einfach nur, dass er da ist. Nehmen Sie nichts davon allzu wichtig, aber übergehen Sie andererseits auch nichts.*

~ *Nach 20 bis 30 Minuten öffnen Sie die Augen wieder. Vermutlich sind Sie jetzt ruhiger und fühlen sich zugleich angenehm erfrischt. Möglicherweise sind Sie kurz eingenickt – das macht nichts, mit zunehmender Übung passiert das kaum noch.*

~ *Wenn Sie täglich meditieren, werden Sie vermutlich bald feststellen können, dass Ihr Blutdruck deutlich abgesunken ist.*

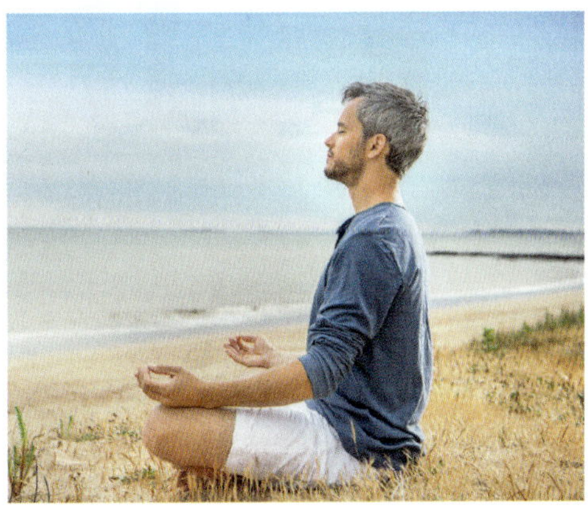

Meditieren können Sie überall – am Strand ebenso wie zu Hause oder in Bus und Bahn

Das Programm für Bauch-Typen

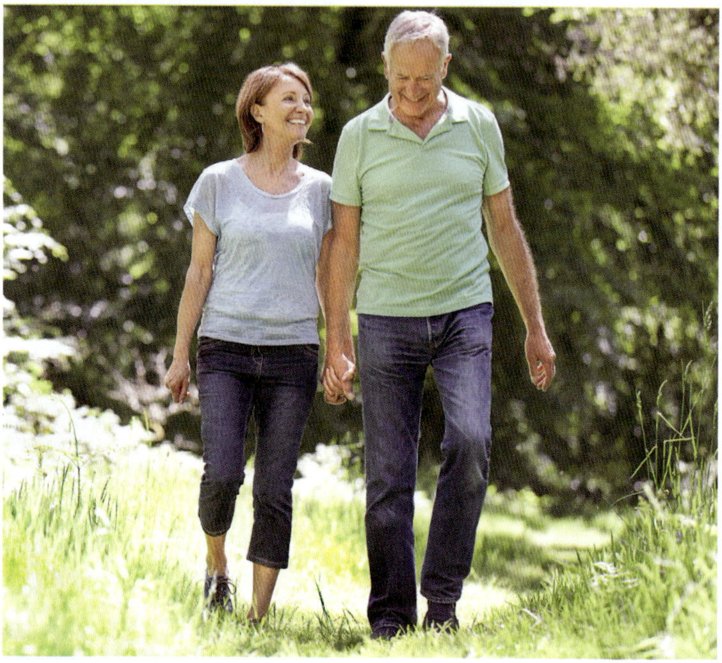

Wenn Sie zu Körperfülle neigen, es gern gemütlich haben und Sport nicht zu Ihren großen Leidenschaften zählt – dann sind Sie ein Bauch-Typ und liegen mit diesem Programm richtig. Es ist darauf ausgerichtet, Sie zu aktivieren und Ihnen die Freude an der Natur nahezubringen.

Erfolgreiche Behandlungskonzepte

Sie haben bereits gelesen, mit welchen Problemen Henry J. und Ricarda S. zu kämpfen hatten und wie aussichtslos die Lage vor allem bei Ricarda S. schien. Gerade ihr Beispiel jedoch zeigt, wie viel eine typgerechte Hochdrucktherapie zu leisten vermag.

BEISPIEL 3: HENRY J.

Henry J. *(siehe Seite 41)* kommt stationär in die Klinik, um mit Ärzten und Therapeuten ein individuelles Handlungsprogramm zu erarbeiten, das er auch zu Hause gut fortsetzen kann. Jeder Tag beginnt nun mit einer erfrischenden Rosmarin-Meersalz-Abwaschung *(siehe Seite 87)*. Ein neuer Ernährungsplan soll das Übergewicht reduzieren. Henry J. hatte vor allem abends warm gegessen – aber gerade dann lagert sich gern Bauchfett ab. Deshalb wird die Hauptmahlzeit auf den Mittag verlegt und die Ernährung vorwiegend vegetarisch gestaltet. Zweimal pro Woche macht Henry J. einen Obstsafttag. Er trinkt über den Tag verteilt vier Liter verdünnte Obstsäfte seiner Wahl: erfrischende Zitrusfruchtsäfte oder einen Mix aus verschiedenen Obstsorten. Das macht wach und aktiviert Körper und Seele. Zwischendurch gibt es Tee. Wenn er es ohne feste Nahrung nicht aushält, gibt es zum Saft oder Tee ein Reisgericht. Werden zwei Safttage pro Woche zu viel, reicht auch einer. Generell soll Henry J. viel trinken: Kräutertees und Säfte, möglichst abwechslungsreich. Getränke oder Früchte dienen ihm auch als Zwischenmahlzeit. Zweimal täglich geht Henry J. zügig eine halbe Stunde spazieren, bis er ins Schwitzen kommt. Das fällt ihm anfangs nicht leicht, aber wenn er zurückkommt, spürt er deutlich, wie viel besser er sich fühlt. Dreimal wöchentlich bekommt er ergänzend zur Bewegungstherapie ein Rosmarin-Öldispersionsbad *(siehe Seite 88)* sowie Heileurythmie *(siehe Seite 121)* und Sprachgestaltung. Unterstützend erhält er anthroposophische Medikamente *(siehe Seite 109)*, beispielsweise Ferrum sidereum D20. Nach zehn Tagen hat sich der Blutdruck normalisiert, und die Waage zeigt vier Kilo weniger. Als blutdrucksenkendes Medikament reicht ein ACE-Hemmer *(siehe Seite 107)*. Henry J. geht rundum gestärkt nach Hause; der Erfolg spornt ihn an, die Ernährungsumstellung und das Bewegungsprogramm beizubehalten. Damit es ihm leichterfällt, an die Luft zu gehen, will er sich einen Hund anschaffen.

Reinigende Tees

Kräutertees, die den Stoffwechsel anregen, können dazu beitragen, Abbauprodukte rasch auszuscheiden. Bewährt haben sich Teemischungen aus Ringelblumenblüten, Brennnessel-, Brombeer- und Birkenblättern sowie Schafgarbe und Melisse. Zu gleichen Teilen in der Apotheke mischen lassen und täglich ein bis drei Tassen davon trinken.

BEISPIEL 4: RICARDA S.

Als Ricarda S. *(siehe Seite 42)* ins Krankenhaus kommt, bringt sie ganze 50 Kilo zu viel auf die Waage. Sie ist in sich gekehrt, mutlos und depressiv verstimmt.

Zum Aufmuntern und Erfrischen bekommt sie morgens eine Meersalz-Zitronen-Abwaschung *(siehe Seite 87)* sowie dreimal pro Woche Rosmarin-Öldispersionsbäder *(siehe Seite 88)* und Rhythmische Massagen *(siehe Seite 122)*. Täglich macht sie Heileurythmie *(siehe Seite 121)* und Sprachgestaltung *(siehe Seite 122)*. Anfangs hat sie dagegen Vorbehalte – was soll sie mit diesen seltsamen Therapien? Doch dann erlebt sie sich in den Bewegungen der Heileurythmie und vor allem in der Sprachgestaltung ganz neu, sie beginnt, ihren Körper besser zu spüren und sich selbst wahrzunehmen. Sie merkt, wie sehr sie alles, was sie beschäftigt hat, immer nur mit sich selbst ausgemacht hat, und wie stumm sie geworden war – durch Kranksein, Unwohlsein und weil sie sich selbst versteckt hat. Jetzt spürt sie, wie gut es tut, etwas laut auszusprechen, sie hört den Klang der Silben, erfreut sich am rhythmischen Sprechen schöner Gedichte. Anfangs nuschelt sie die Worte noch sehr, aber die Therapeutin ermutigt sie, jede Silbe laut und deutlich zu formulieren. So findet Ricarda S. nach und nach ihre Sprache wieder.

Gegen ihre Depressionen bekommt sie Tropfen, die Johanniskraut (Hypericum D3, *siehe Seite 120*) enthalten, und ein Goldpräparat in homöopathischer Verdünnung.

Rund und gesund

Übergewicht ist nicht nur negativ: Wenn Sie schön rund, aber trotzdem beweglich und aktiv sind, gehören Sie zum Typ »Flummi« – Sie kennen doch diese kleinen Bälle, die so schön springen! Solche Menschen haben weniger Bauchfett als eher eine dicke Unterhautfettschicht. Solange das dadurch bedingte Übergewicht nicht mit Diabetes, hohen Triglyzeridwerten und niedrigem HDL-Cholesterin im Blut einhergeht, besteht kein Grund zur Sorge. Meist brauchen diese Menschen ihre natürliche Fülle, um gesund und aktiv bleiben zu können.

Bereits nach wenigen Tagen hellt sich ihre Stimmung merklich auf. Sie traut sich sogar, sich bei einer Psychologin zur Therapie anzumelden. Sie will loswerden, was sie quält, und akzeptiert dabei Hilfe von außen. Sie lernt, auch mal Nein zu sagen, und kündigt Freundschaften, die ihr nicht guttun. Anthroposophische Arzneimittel *(siehe Seite 109)* wie Ferrum sidereum D20, Cardiodoron® und ein Herz-Salbenlappen mit Aurum/Lavandula comp. *(siehe Seite 117)* helfen ihr dabei. So kommt nach und nach eine sensible, feinfühlige Frau zum Vorschein, die endlich das Positive in sich erkennen kann.

Den hohen Blutzucker behandelt der Arzt nicht mehr mit Tabletten, sondern stellt um auf Insulinspritzen. Damit verbunden ist eine intensive Schulung in Ernährungsfragen.

Ricarda misst dreimal täglich den Blutzucker und stimmt die Insulindosis darauf ab. Ihren Speiseplan stellt sie um auf viel Gemüse und Obst sowie mageres Fleisch, Fisch und Vollkornprodukte. In der Klinik nimmt sie damit zwar noch nicht ab, aber schon nach einer Woche zu Hause ist sie um zwei Kilo leichter. Innerhalb der folgenden zwei Monate nimmt sie weitere 14 Kilo ab. Auch der Blutdruck pendelt sich langsam auf normale Werte ein. An konventionellen Medikamenten nimmt Ricarda S. nur noch einen ACE-Hemmer in niedriger Dosierung. Allmählich beginnt sie, wieder nach draußen zu gehen: Erst ist es ein Spaziergang um den Block, aber Woche um Woche zieht sie die Kreise weiter, erobert sich ihren Lebensraum zurück. Das Leben hat sie wieder – und sie das Leben.

Achtsame Lebensweise

Bauch-Typen brauchen meist einen Anreiz, um richtig aktiv zu werden. Wir haben Ihnen hier deshalb einen bunten Strauß an Möglichkeiten dafür zusammengestellt. Sie werden sehen, es macht Spaß! Und das Beste dabei: Der Blutdruck sinkt!

EIN GUTER START IN DEN TAG

Viele Bauch-Typen sind Langschläfer und kommen nur schwer aus dem Bett. Doch es gibt Tricks, die helfen, schneller und fröhlicher wach zu werden:

- *Stellen Sie sich den Wecker so, dass Sie genügend Zeit haben, um in aller Ruhe Ihre Morgentoilette zu machen und ein kleines Frühstück einzunehmen.*

Drei verschiedene Formen von Depression

Bei Depressionen sind drei Varianten der Systematik zu unterscheiden:

- **Die Gedanken kreisen, man kommt nicht zur Ruhe, dreht sich wie in einem Hamsterrad ständig um sich selbst und findet keinen Ausweg. Diese Form der Depression ist beim Stress-Typ besonders häufig.**
- **Man fühlt sich wie gelähmt. Alltägliche Aufgaben wie Aufstehen, Anziehen, Einkaufen erscheinen kaum erfüllbar. Die Zukunft liegt völlig im Nebel. Mutlosigkeit und Perspektivlosigkeit machen sich breit. Jede Sinnhaftigkeit ist verloren gegangen. Diese Form der Depression betrifft häufig den Bauch-Typ.**
- **Schönes wird nicht mehr wahrgenommen. Begeisterungsfähigkeit und sinnliche Wahrnehmung sind kaum noch oder gar nicht mehr vorhanden. Freudlosigkeit und Distanz zum persönlichen und sozialen Umfeld dominieren. Gespräche zu führen, sich mitzuteilen, ist kaum möglich. Es ist, als sei der Vorhang zur Umwelt gefallen. Diese Depressionsform betrifft häufig den Chaos-Typ und ist oft mit einem Burn-out verbunden.**

- *Gönnen Sie sich vor dem Aufstehen noch zehn Minuten im Bett, setzen Sie sich auf und halten Sie Vorschau auf den kommenden Tag: Was steht an? Was wollen Sie heute erledigen? Nehmen Sie sich nur so viel vor, wie Sie auch wirklich schaffen können!*
- *Machen Sie danach fünf Minuten Morgengymnastik im Stehen: Ein paar Dehn- und Streckübungen und ein kleines Work-out genügen.*
- *Wenn Sie einen Garten haben, können Sie in der warmen Jahreszeit anstelle der Morgengymnastik barfuß über den Rasen gehen, auch bei Regen. Atmen Sie dabei tief ein und aus und nehmen Sie bewusst wahr, was Sie sehen, hören, riechen, fühlen. Danach die Füße kurz trocken rubbeln und ab geht es unter die warme Dusche!*
- *Legen Sie Ihre Lieblingsmusik auf und tanzen Sie einige Minuten lang flott durch die ganze Wohnung.*
- *Gönnen Sie sich ein kleines, aber nahrhaftes Frühstück – zum Beispiel einen warmen Haferbrei mit frischen Früchten oder Trockenobst oder auch ein Müsli mit Joghurt oder Dickmilch.*

Auf diese Weise werden Sie schon vor dem Frühstück aktiv, anstatt verschlafen zum Arbeitsplatz zu hetzen.

DIE SINNE ANREGEN

Munter und tatendurstig werden Sie als Bauch-Typ nur, wenn Ihre Sinne intensiv angeregt werden. Am besten geht das im Freien. Nutzen Sie jede Gelegenheit, um bewusst Ihre Sinne zu öffnen – ob beim Einkaufen oder auf dem Weg zur Arbeit: Welche Farbe hat der Himmel heute? Wie sehen die Bäume aus? Welche Geräusche hören Sie? Welche Gerüche nehmen Sie wahr? Ist es windig oder eher windstill? Wie fühlt sich der Untergrund an, auf dem Sie gehen? Wenn es regnet: Halten Sie für einen kurzen Moment Ihr Gesicht in die Tropfen und lassen Sie einige davon in Ihren Mund fallen – wie schmeckt das Wasser? Verbinden Sie solche Sinnesübungen mit jeder Erledigung, die Sie machen.

Wichtig: Gehen Sie möglichst zu Fuß zur Arbeit oder nehmen Sie das Fahrrad. Wenn Sie mit Bahn oder Bus fahren, steigen Sie eine Station vor dem Ziel aus und gehen den Rest zu Fuß. Oder Sie parken Ihr Auto so, dass Sie noch zehn Minuten Fußweg zurücklegen können. So schaffen Sie sich ohne viel Aufwand eine Gelegenheit für erfrischende Sinnesübungen und beginnen Ihren Arbeitstag wach und gut gelaunt.

Zitrone erfrischt

Zitrone als Badeessenz oder Körperöl wirkt gerade für Bauch-Typen wunderbar erfrischend. Der fruchtige Duft macht angenehm munter und vermittelt das Gefühl eines schönen Sommermorgens. Kein Wunder: Die ätherischen Öle für diese Körperpflegeprodukte *(Bezugsquelle siehe Seite 125)* werden aus Zitronen gewonnen, die an den lichtdurchfluteten Hängen Siziliens wachsen.

Typgerechte Ernährung

Gutes Essen spielt im Leben von Bauch-Typen in den meisten Fällen eine große Rolle. Die Freude daran wollen wir Ihnen auch nicht nehmen. Im Gegenteil: Wir wollen Ihnen zeigen, wie Sie lecker essen, dabei satt werden und – soweit erforderlich – trotzdem abnehmen können.

»LOW FAT« HEISST NICHT »NO FAT«

Wenn Sie Übergewicht haben, sollten Sie Fette sparsam verwenden. Aber mehr noch kommt es darauf an, dass Sie die richtige Auswahl treffen.

- *Ideal für Soßen und Salate ist kalt gepresstes Oliven- oder Rapsöl.*
- *Zum Braten verwenden Sie am besten Erdnuss- oder Sesamöl. Beide können Sie hoch erhitzen, ohne dass sie verbrennen und dabei schädliche Stoffe freisetzen.*
- *Meiden Sie Palmöl und gehärtete Fette (auch Margarine) sowie mit gehärteten Fetten hergestellte Fertigprodukte wie zum Beispiel industriell hergestellte Backwaren, Instantsoßen und -suppen.*
- *Wenn Sie Butter lieben, greifen Sie am besten zu Bioprodukten, die nicht industriell verarbeitet sind.*
- *Fettreiche Meeresfische (Makrele, Hering, Lachs) enthalten wertvolle Omega-3-Fettsäuren. Sie beugen Entzündungen in den Arterien vor und senken die Konzentration der Triglyzeride im Blut sowie den Blutdruck. Auch Seefische und Süßwasserfische sind reich an solchen hochwertigen Fetten.*
- *Auf deftige Hausmannskost wie Kalbshaxe, Schweinebraten, Schnitzel mit Pommes und*

Jeden Tag zur selben Zeit ...

Mit der folgenden Übung können Sie als Bauch-Typ Ihren Willen schulen. Entwickelt hat sie Rudolf Steiner, der Begründer der Anthroposophie. Die Übung klingt zunächst etwas absurd. Doch wenn Sie sie einige Wochen konsequent eingehalten haben, werden Sie merken, dass Sie durchsetzungsfähiger und willensstärker geworden sind.

Die Übung besteht darin, dass Sie täglich zu einer bestimmten Zeit, die Sie selbst festlegen, etwas machen, das nicht unbedingt einen Sinn ergeben muss. Beispielsweise eine Figur auf dem Regal von links nach rechts stellen und am Tag darauf wieder zurück; oder ein Bild verrücken und am nächsten Tag wieder gerade schieben – was immer Ihnen einfällt. Entscheidend ist, dass Sie die Tätigkeit täglich zur selben Zeit wiederholen, nichts an diesem Schema ändern und sich nicht daran stoßen, dass die Tätigkeit im Grunde Nonsens ist. Hier geht es allein um die Erfahrung: Wenn ich etwas will, kann ich es auch.

Abnehmen, ohne zu hungern

Mit einem einfachen Trick können Sie abnehmen, ohne hungern zu müssen: Entscheiden Sie sich für eine eiweißbetonte Kost. Denn Eiweiß wird im Körper nicht gespeichert – im Gegensatz zu Zucker und Fett, die in Depots abgelagert werden können, um jederzeit als Energiequelle zur Verfügung zu stehen. Eiweiß ist dagegen immer im Stoffwechsel aktiv, es wird sofort verarbeitet. Eiweißreich sind mageres Fleisch (möglichst in Bioqualität), Geflügel ohne Haut, Fisch, Milch und Milchprodukte, Hülsenfrüchte, Tofu, Nüsse und Mandeln.

Kartoffelsalat brauchen Sie keineswegs komplett zu verzichten – Sie sollen sich ja Ihre Freude am Essen bewahren. Wichtig ist, dass die Zutaten von guter Qualität sind (am besten aus ökologischem/biodynamischem Anbau) und Sie sich für gesunde Zubereitungsarten entscheiden.

~ *Pommes frites aus frischen Kartoffeln können Sie in einer beschichteten Pfanne braten – dann kommen Sie bei der Zubereitung mit sehr viel weniger Fett aus!*

~ *Kalbshaxe oder Schweinebraten können Sie mit nur dünnem oder ganz ohne Fettrand zubereiten.*

~ *Bei Kartoffelsalat lassen Sie die Mayonnaise weg und würzen mit Zwiebeln, frischen Kräutern, Brühe, Senf und Gewürzgurken.*

ACHTEN SIE AUF DEN GLYKÄMISCHEN INDEX

Alle Kohlenhydrate werden mithilfe von Eiweißstoffen im Darm zu sogenannten Einfachzuckern abgebaut und gelangen in dieser Form in die Blutbahn. Dort erhöhen sie den Blutzuckerspiegel und sorgen dafür, dass das Hormon Insulin ausgeschüttet wird. Wie schnell das geschieht, ist abhängig davon, wie die Kohlenhydrate innerhalb des Lebensmittels »verpackt« sind. Bei Traubenzucker, Limonade oder Süßspeisen steigt der Blutzucker rasch an – sie haben einen hohen glykämischen Index. Sind die Kohlenhydrate jedoch mit reichlich Ballaststoffen verbunden, dauert es relativ lange, bis sie im Dünndarm in Einfachzucker aufgespalten worden sind. Folglich steigt der Blutzuckerspiegel nur langsam an. Das bedeutet: Diese Lebensmittel haben einen niedrigen glykämischen Index.

Fruchtiges für Süßschnäbel

Sie lieben Nachspeisen in jeglicher Form? Dann probieren Sie doch einmal ein Dessert aus Südfrüchten anstelle von Mousse au Chocolat. Sehr lecker und überhaupt kein Dickmacher ist zum Beispiel Zitronensorbet oder ein frischer Zitrusfrüchte-Teller. Wenn Ihnen das zu sauer ist, greifen Sie zu Granatapfel, Kumquats, Physalis, Passionsfrucht, Mango oder Papaya. Das sorgt für Abwechslung und schmeckt köstlich!

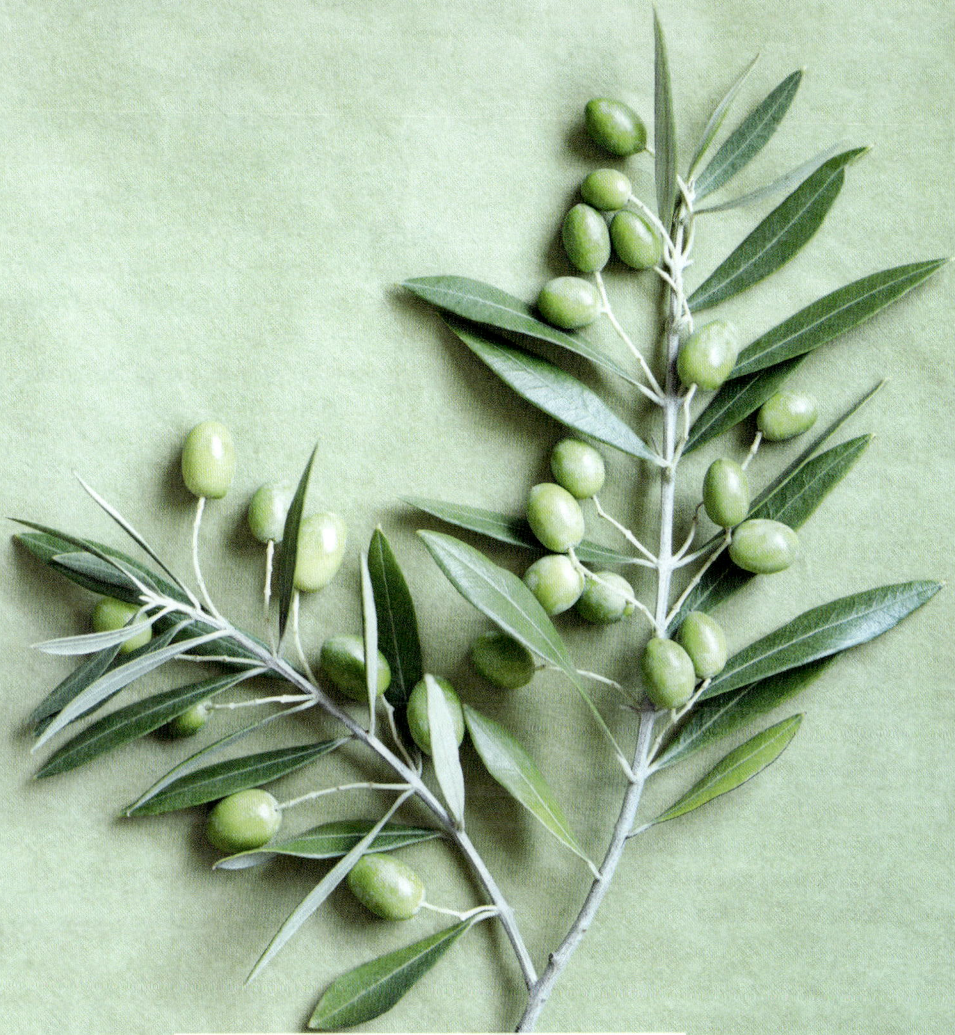

*Ein hochwertiges,
kalt gepresstes Olivenöl darf
in keiner Küche fehlen!*

SO BANNEN SIE DIE DIABETES-GEFAHR

Auch Fett bremst die Aufnahme der Kohlenhydrate, weil es die Entleerung des Magens verzögert. Deshalb steigt der Blutzucker nach einem Stückchen Schokolade, einem süßen Dessert oder einer Kugel Eiscreme nur allmählich an. Neben Zucker wird auch Stärke im Körper schnell verarbeitet und lässt den Blutzucker rasch ansteigen. Dann muss schlagartig viel Insulin ausgeschüttet werden, damit die Zellen den Zucker verarbeiten können. Solche überschießenden Insulinreaktionen sind ebenso nachteilig wie ein ständig überhöhter Insulinspiegel. Beides führt dazu, dass die Zellen unempfindlicher gegen Insulin werden, was einer Insulinresistenz und somit Typ-2-Diabetes Vorschub leistet.

Achten Sie also darauf, dass Sie möglichst viele Lebensmittel mit niedrigem glykämischem Index essen:

- *Äpfel, Aprikosen, Birnen, Grapefruit, Orangen, Mandarinen, Kirschen, Pfirsich, Pflaumen, Heidelbeeren, Himbeeren*
- *Auberginen, alle Blattsalate, Brokkoli, Chicorée, grüne Bohnen, Gurken, Hülsenfrüchte, alle Kohlsorten, Mangold, Paprika, Pilze, Radieschen, Rettich, Sellerie, Sojabohnen, Sojasprossen, Spinat, Tomaten, Zucchini, Zwiebeln*
- *Milch und Milchprodukte wie Joghurt, Quark, Buttermilch, Dickmilch, Käse*
- *Dunkle Schokolade (mit einem Kakaoanteil von 70 Prozent oder mehr), Agaven-, Birnen- und Apfeldicksaft*
- *Getreide wie Bulgur, Buchweizen, Quinoa, Haferflocken, Hirse sowie Vollkornbrot oder -müsli, Vollkornnudeln und -reis, Hartweizengrieß oder -nudeln.*

Lebensmittel mit hohem glykämischem Index sollten Sie dagegen so weit wie möglich meiden. Dazu gehören:

- *Kartoffelgerichte, wie etwa Bratkartoffeln, Kroketten, Kartoffelbrei aus der Tüte, Pommes frites*
- *Cornflakes, Crispies, gezuckerte Getreideflocken und alle industriell hergestellten Frühstücks-Cerealien; Maisstärke, geschälter Reis, Reiswaffeln*
- *Weißmehlgebäck wie Bagels, Donuts, Brötchen, Croissants, Kekse, Waffeln und Muffins*

Hafer – ein Alleskönner

Wenn Sie gefährdet sind, an Diabetes zu erkranken, wenn Sie bereits Diabetes oder ein metabolisches Syndrom haben ***(siehe Seite 42)*****, oder wenn Sie einfach nur abnehmen wollen, sollten Sie ein- oder zweimal pro Woche eine Hafermahlzeit essen. Hafer sättigt schon in geringen Mengen, außerdem kann er den Insulinbedarf senken und die Insulinresistenz der Zellen verringern. Hafer können Sie ganz verschieden zubereiten – mal süß mit frischen oder getrockneten Früchten, mal herzhaft mit Brühe und Kräutern. Variieren Sie jeweils mit den Gewürzen, dann schmeckt der Porridge immer wieder anders!**

- *Limonaden und Cola-Getränke, industriell produzierte Fruchtnektare, weißer und brauner Haushaltszucker, Honig, Ahornsirup, Fruktose, Maltose, Dextrose sowie alle Produkte, die diese Zucker enthalten; außerdem Marmelade und zuckerhaltige Obstkonserven.*

KRÄUTERN STATT SALZEN

Falls Sie zu den »salzempfindlichen« Menschen gehören *(siehe Seite 35)*, bei denen der Blutdruck allein dadurch absinkt, dass weniger Salz konsumiert wird, sollten Sie mit Salz geizen:

- *Verbannen Sie Salzstreuer, flüssige Würze und Instantbrühe aus der Küche und vom Esstisch und richten Sie alle Speisen mit einer Extraportion frischer oder getrockneter Kräuter an.*
- *Ersetzen Sie Salz durch exotische Gewürze mit starkem Eigengeschmack, wie Curry, Chili, Paprika, Knoblauch, Nelken, Muskat, Kreuzkümmel, Ingwer, Koriander und Kardamom.*
- *Würzen Sie Salat nur mit Balsamicoessig und feinem Olivenöl statt mit salzhaltigem Dressing.*
- *Meiden Sie Tiefkühlkost und Fertiggerichte, denn sie sind immer gesalzen.*
- *Fragen Sie beim Bäcker nach salzarmen Brotsorten.*
- *Ersetzen Sie natrium- und chloridhaltiges Mineralwasser durch natriumarme Sorten oder trinken Sie einfach Leitungswasser.*
- *Essen Sie möglichst selten gepökeltes Fleisch und marinierten Fisch.*
- *Statt Chips, Erdnussflips, Salzstangen oder gesalzenen Nüssen naschen Sie zum Fernsehen lieber einen Früchte-Cocktail.*

OBST UND GEMÜSE: »FIVE A DAY«

Von dieser Regel haben Sie sicher schon gehört: Fünfmal am Tag sollten Sie eine Handvoll Obst oder Gemüse essen, insgesamt etwa 600 bis 700 Gramm. So bekommen Sie wichtige Vitamine, Mineralien und Spurenelemente geliefert, die der Körper für seine Stoffwechselvorgänge braucht. Manche Obst- und Gemüsesorten helfen sogar, freie Radikale abzufangen. Das sind schädliche Stoffe, die Ablagerungen in den Blutgefäßen fördern können und somit gerade bei Bluthochdruck unerwünscht sind. Obst und Gemüse enthalten wichtige Antioxidanzien, die verhindern, dass die freien Radikale die empfindliche Innenwand der Blutgefäße angreifen und die daraus folgende Entzündungsreaktion entfachen können. Außerdem enthalten gelbe, rote und grüne Gemüsesorten Pflanzenschutzstoffe (zum

Bitte mit Biss!

Als Bauch-Typ brauchen Sie knackige Kost. Denn je mehr Sie zu kauen haben, desto bewusster essen Sie. Wenn Sie Rohkost nicht mögen, können Sie das Gemüse ein bis zwei Minuten in Salzwasser blanchieren, dann ist es leicht angegart, bleibt aber bissfest.

Dafür eignen sich nicht nur Möhren und Kohlrabi, sondern ebenso Blumenkohl, Brokkoli, Weiß- und Rotkohl, Paprika, Rote Bete, Sellerie oder Zucchini.

Beispiel Polyphenole), die die körpereigenen Abwehrkräfte fördern und den Fettstoffwechsel anregen, was für Herz und Kreislauf ebenfalls günstig ist.
Sie können die fünf Portionen leicht über den Tag verteilen: Zum Frühstück mischen Sie Obst mit Joghurt oder Müsli oder machen sich einen Obstsalat. Zwischen Frühstück und Mittagessen trinken Sie ein Glas Frucht- oder Gemüsesaft (gegebenenfalls mit Wasser verdünnt). Zum Mittagessen gibt es Gemüse als Beilage oder Hauptgericht oder einen großen Salatteller. Nachmittags trinken Sie wieder Obst- oder Gemüsesaft. Abends gönnen Sie sich eine Portion Salat, Rohkost oder nochmals Obst. Übrigens: Rote-Bete-Saft können Sie ruhig öfter trinken; er senkt den Blutdruck *(siehe Seite 66)*.

ZWISCHENMAHLZEITEN – BESSER NICHT!

Als Bauch-Typ, der gern etwas schnabuliert, sind Sie für Zwischenmahlzeiten besonders empfänglich. Aber aus solchen Knabbereien wird schnell »Hüftgold«, was Sie tunlichst vermeiden sollten. Konzentrieren Sie sich daher auf drei Hauptmahlzeiten täglich. Gelegentliche Heißhungerattacken beherrschen Sie mit folgenden Tricks:

~ *Essen Sie eine Stunde vor dem Mittag- oder Abendessen ein Stück Obst, vorzugsweise Äpfel. Sie enthalten wertvolle Mineralien und Vitamine, sättigen und senken auch noch den Blutdruck!*

~ *Trinken Sie lieber etwas, anstatt sich einen Snack reinzuschieben. Zum Beispiel eine Tasse Chai, das ist indischer Gewürztee aus Ingwer, Kardamom, Pfeffer, Nelken, Zimt und Anis, den Sie in vielen Variationen im Teeladen bekommen. Die Gewürzmischung 10 bis 20 Minuten kochen; danach warme Milch und ein wenig Honig zufügen. Dieser aromatische Tee wärmt und kurbelt den Stoffwechsel an. Wenn Sie abnehmen wollen, lassen Sie die Milch weg und reduzieren den Honig.*

FASTEN UND ENTLASTEN

Ein oder zwei Fastentage pro Woche oder Monat können Wunder wirken, wenn Sie sie regelmäßig einhalten. Damit geben Sie dem Organismus Gelegenheit, so richtig in den Abbau zu kommen: nicht einzulagern, sondern nur von dem zu zehren, was da ist. Dabei wird vor allem Fett verbrannt – genau das wollen Sie ja erreichen. Geschieht dies rhythmisch und regelmäßig, profitiert der Körper besonders davon, weil er sich dann auf diesen Prozess »einschwingen« kann. Sie werden merken: Anschließend fühlen Sie sich wunderbar leicht und gestärkt. Sie können regelrecht spüren, wie gut es dem Körper tut, sich einen ganzen Tag lang mal nicht mit Verdauen beschäftigen zu müssen.
Am besten ist es, wenn Sie einen Tag lang nur Wasser trinken – am besten warm oder lauwarm (auch im Sommer). Wenn Sie dabei zittrig werden, können Sie etwas Reis essen. Reis schwemmt Flüssigkeit aus und wirkt so entstauend.

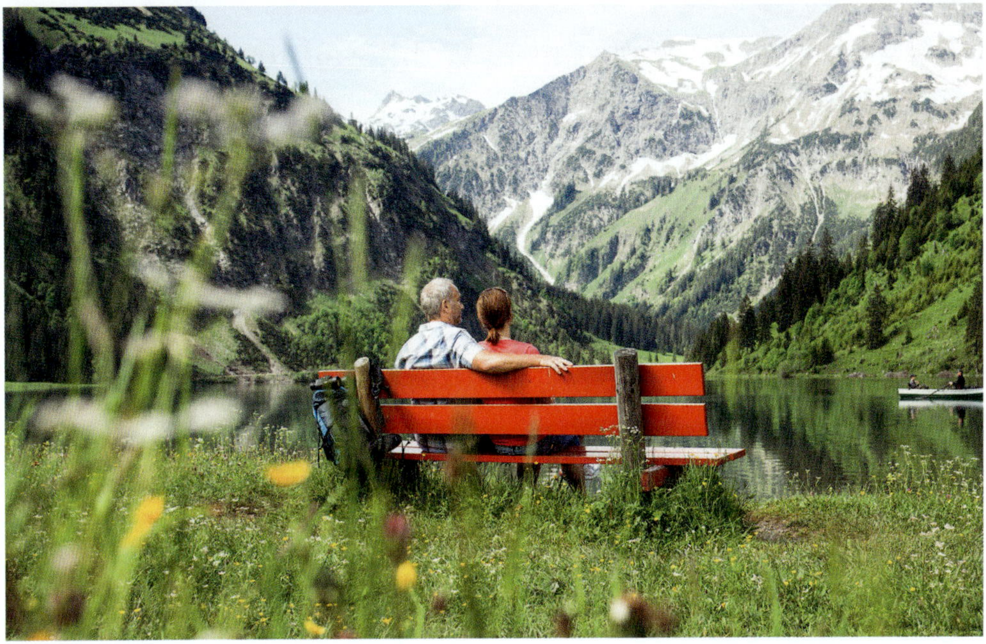

Wandern in der Natur ist ideal für Bauch-Typen: Es senkt den Blutdruck und öffnet die Sinne für Wind, Sonne und Weite

Sport und Bewegung

Bewegung ist für Bauch-Typen das A und O, wenn es darum geht, Bauchfett loszuwerden. Dieses schmilzt nämlich nur, wenn Sie richtig ins Schwitzen kommen – dann verbrennt der Körper seine Fettreserven. Bewegung ist aber auch generell gut für Ihr Wohlbefinden. Sie bringt Sie in Schwung und verschafft Ihnen mehr Lebensfreude – allerdings nur, wenn sie Ihnen Spaß macht. Bewegung darf keine lästige Pflicht sein, die Sie nur Ihrer Gesundheit zuliebe auf sich nehmen. Sie sollen Freude daran haben und spüren, dass Sie davon profitieren. Wählen Sie also eine Bewegungsform, die Sie wirklich mögen und möglichst täglich ausführen können:

- *Generell eignen sich für Bauch-Typen alle Ausdauersportarten: Wandern, Schwimmen, Skilanglauf, Joggen, Nordic Walking, Fahrradfahren, Tanzen, Gymnastik. Aber auch ein schlichter Spaziergang ist gut, wenn Sie zügig ausschreiten und nicht nur schlendern.*

- *Bedingt geeignet sind Reiten, Ski alpin, Kegeln, Tennis, Fußball und Handball.*
- *Auch Spiele, die Sie körperlich nicht zu sehr fordern, sind gut: Volley-, Faust- oder Prellball, Tischtennis, Billard, Golf.*
- *Wenn Sie mögen, können Sie sich im Fitness-Studio ein Kraft-Ausdauertraining zeigen lassen. Aber zwingen Sie sich nicht in solche Einrichtungen – es geht auch ohne »Mucki-Bude«!*
- *Wenn Sie Bewegung im Freien mit einer sinnvollen Tätigkeit verbinden, fällt sie Ihnen vielleicht leichter: Nehmen Sie Nachbarskinder zu einer Wanderung mit, fahren Sie pflegebedürftige Menschen spazieren oder beteiligen Sie sich an einer Aufräumaktion in Wald und Flur. Wenn Sie sich mit Vogelstimmen gut auskennen: Laden Sie Freunde und Bekannte zu einer Vogelwanderung ein (in Großstädten eignen sich dafür auch große Friedhöfe!).*

Früher zu Abend essen

Essen Sie abends möglichst wenig und nach 19 Uhr gar nichts mehr. Oder verzichten Sie einmal in der Woche ganz auf das Abendessen (»Dinner Cancelling«). Große Menüs am Abend liegen nachts schwer im Magen und machen noch lange in den nächsten Tag hinein träge. Küren Sie lieber das Mittagessen zur Hauptmahlzeit: gern mit Vorspeise, Hauptgericht und Nachtisch. Knurrt der Magen am Abend, können Sie ihn mit einem Apfel beruhigen.

Wohltaten für den Körper

Bauch-Typen brauchen Reize von außen, um sich gut zu spüren und morgens wach zu werden. Deshalb finden sie Meersalz-Rosmarin- oder Meersalz-Zitronen-Waschungen so angenehm *(siehe Seite 87)*. Sie werden deutlich fühlen können, wie Ihre Spannkraft wächst und wie Sie herrlich erfrischt in den Tag gehen.

MASSAGE UND SAUNA

Als Bauch-Typ sollten Sie sich hin und wieder eine Massage gönnen, die weder zu sanft noch zu heftig ist. Sie soll vielmehr mit genau der Griffstärke ausgeführt werden, bei der Sie Ihren Körper gut spüren – vor allem an Rücken, Armen und Beinen. Viele Bauch-Typen blenden diese Bereiche einfach aus, als wären sie nicht vorhanden. Doch gerade in den Beinen ist ein gutes Gespür nötig: Mit ihnen sollen Sie sich ja fortbewegen! Da tut es gut, wenn die Massage an Unter- und Oberschenkeln etwas kräftiger ist und den Stoffwechsel belebt. Wenn Unterarme, Hände und Füße kalt und gefühllos sind, kann eine Massage sie wieder »aufwecken«. Auch ein Besuch in der Sauna ist bestens dafür geeignet. Wählen Sie nicht gleich die Finnische Sauna mit 95 °C, sondern lieber die Wellness-Sauna mit 65 bis 80 °C oder das Dampfbad. Duschen Sie danach kurz lauwarm und gehen Sie anschließend ins eiskalte Tauchbecken (vorausgesetzt, der Arzt hat nichts dagegen). Im Winter können Sie auch nach draußen

So hilft Bewegung

Ausdauersport wirkt sich direkt auf den Blutdruck aus. In Ruhe sind nur drei bis fünf Prozent der Kapillaren *(siehe Seite 14)* geöffnet, unter Belastung dagegen nimmt die Anzahl der offenen Kapillaren um das 30- bis 50-Fache zu und vergrößert die Gesamtoberfläche auf etwa das 100-Fache. Dabei sinkt der Widerstand, gegen den das Herz das Blut in den Körper impulsiert, und der Blutdruck sinkt.

gehen und nackt durch den Schnee laufen. Dieser Kältereiz aktiviert den ganzen Organismus. Die Haut wird lebendig – sie kribbelt und knistert geradezu. Für ein Rundum-Körpergefühl sorgt auch der skandinavische Brauch, sich in der Sauna oder unmittelbar danach am ganzen Körper mit Birkenzweigen abzuklopfen. Das soll nicht wehtun, aber durchaus spürbar sein. Anschließend ist alles gut durchpulst und die Haut wunderbar rosig.

WECHSELDUSCHEN

Bei einer Wechseldusche duschen Sie zunächst ganz normal. Anschließend stellen Sie die Brause kurz auf heiß, damit Ihnen richtig warm wird. Dann schrauben Sie den Duschkopf ab, sodass das Wasser als dicker Strahl aus dem Schlauch kommt, und drehen den Hahn auf kalt – nicht nur lauwarm, sondern richtig kalt, bis zum Anschlag! Diesen Wasserstrahl führen Sie nun zügig über den ganzen Körper: Sie beginnen an der Außenseite des rechten Unterschenkels bis hinauf zur Hüfte und an der Innenseite wieder zurück, das Gleiche am anderen Bein. Dann die Außen- und Innenseiten der Arme, schließlich im Uhrzeigersinn kreisend über den Bauch und rund um die Brust. Zum Abschluss noch ein kurzer Guss mit den Händen oder direkt aus dem Schlauch übers Gesicht – fertig. Alternativ können Sie die Brause auch mit dem Duschkopf über den Körper führen, aber etwas schneller und dreimal im Wechsel: heiß – kalt, heiß – kalt, heiß – kalt. Oder Sie bürsten den ganzen Körper mit einem Massagehandschuh oder Luffaschwamm ab – noch während des Duschens oder danach, bevor Sie eine Bodylotion auftragen. Als Pflege eignet sich

Anregendes Meersalz: Ein guter Start in den Tag

Grobes Meersalz enthält verschiedene Mineralstoffe und Spurenelemente und wirkt durch seine Körnigkeit auf der Haut wie ein Peeling. Probieren Sie es einfach mal bei der Morgendusche aus: Träufeln Sie etwas Rosmarin- oder Zitronen-Badezusatz auf einen Waschhandschuh und wringen Sie diesen leicht aus. Geben Sie etwas Meersalz darauf und rubbeln Sie den ganzen Körper damit ab. Danach spülen Sie das Salz erst mit lauwarmem Wasser und zum Schluss – wenn Sie mögen – mit einem kalten Guss ab.

Realistisch bleiben

Sicher kennen Sie das: Sie haben große Pläne, halten sie nicht ein und stöhnen anschließend: »Ach herrje, wenn ich doch nur könnte, wie ich wollte ...« Gewöhnen Sie sich besser das Gegenteil an! Nehmen Sie sich nur so viel vor, wie Sie realisieren können, und steigern Sie Ihr Pensum langsam. So haben Sie jeden Abend ein Erfolgserlebnis und planen den nächsten Tag gleich mit mehr Tatendrang und Vorfreude.

auch Birkenöl: Die Extrakte aus jungen Birkenblättern schwemmen überflüssiges Wasser und Stoffwechselschlacken aus dem Körper. Alle diese Reize wirken wunderbar erfrischend und wecken die Lebensgeister.

ÖLDISPERSIONSBÄDER – LABSAL FÜR KÖRPER UND SEELE

Ölhaltiger Badezusatz schwimmt normalerweise unweigerlich binnen Kurzem auf der Wasseroberfläche – Öl löst sich nun einmal nicht in Wasser. Nicht so bei einem Öldispersionsbad nach Werner Junge – da wird das Öl im gesamten Wasserkörper feinst zerstäubt. Dabei gehen Öl und Wasser eine Verbindung ein, die tagelang stabil bleibt. Ließe man das Wasser in der Wanne stehen, würden die Öltröpfchen erst nach einer Woche ganz langsam an die Oberfläche steigen. Möglich wird dies mithilfe einer Spezialapparatur, die 1937 von dem medizinischen Bademeister Werner Junge erfunden wurde und von vielen Bade- und Physiotherapeuten eingesetzt wird. Das Öldispersionsbad ist mit einer Unterwasser-Bürstenmassage verbunden, eine anschließende Ruhepause – feucht aus der Wanne kommend und warm eingepackt in Decken – ist obligatorisch.
Sie können die Apparatur auch leicht zu Hause anwenden (Bezugsadresse *Seite 125*), sollten sich aber vorher von einem Öldispersionsbad-Spezialisten erklären lassen, welches Öl für Sie infrage kommt und was Sie beachten müssen. Verwenden Sie für ein Öldispersionsbad nur feinstes naturreines Olivenöl mit speziellen ätherischen Ölen aus Heilpflanzen – je nach Ihren Bedürfnissen: Rosmarin aktiviert, Lavendel beruhigt, Rose umhüllt, Johanniskraut wärmt und stärkt die Nerven, Eisenhut lindert Schmerzen. Es gibt ungefähr 70 verschiedene Öle, die nach Bedarf eingesetzt werden (Bezugsadressen *Seite 125*).

Wohltaten für die Seele

Wenn Sie zum Phlegma neigen und sich am liebsten in den eigenen vier Wänden aufhalten, sollten Sie der Bequemlichkeit etwas entgegensetzen und sich neue Interessengebiete erschließen:

- *Besuchen Sie kulturelle Veranstaltungen in Ihrer Umgebung, anstatt sich nur aus dem Radio oder vom Fernseher berieseln zu lassen.*
- *Studieren Sie das Kursangebot der Volkshochschule. Da findet sich für jedes Interessengebiet etwas.*

- *Lernen Sie ein Instrument spielen.*
- *Belegen Sie einen Kurs, bei dem Sie künstlerisch und handwerklich tätig sind: Zeichnen, Malen, Töpfern, Basteln, Filzen, Sticken, Stricken, Nähen, Teppichknüpfen, Weben. Viele Floristen bieten auch Kurse in Blumenbinden oder Ikebana an.*

Wenn Sie kreativ tätig sind, können Sie spüren, wie Sie dabei rasch warm werden. Denn während Sie aktiv sind, bauen Sie körperlich ab, was Sie aus der Nahrung an Energiereserven aufgebaut haben – also nicht nur bei sportlicher Tätigkeit, sondern auch im aktiven Tun, das aus Ihrem Willen geboren wird. Denn die Intention Ihres Willens kann nur freigesetzt werden, indem Ihr Gehirn Zucker und Sauerstoff verbrennt.

Wenn Sie merken, dass Sie seelische Belastungen zu stark mit Essen und alkoholischen Getränken »abpuffern« und darüber etwas unempfindsam werden, halten Sie bewusst dagegen: Fragen Sie sich, was Sie seelisch jetzt wirklich nähren und beweglich halten würde. Oft ist dann ein Spaziergang, ein Gespräch mit guten Freunden oder eine kulturelle Veranstaltung die bessere Wahl.

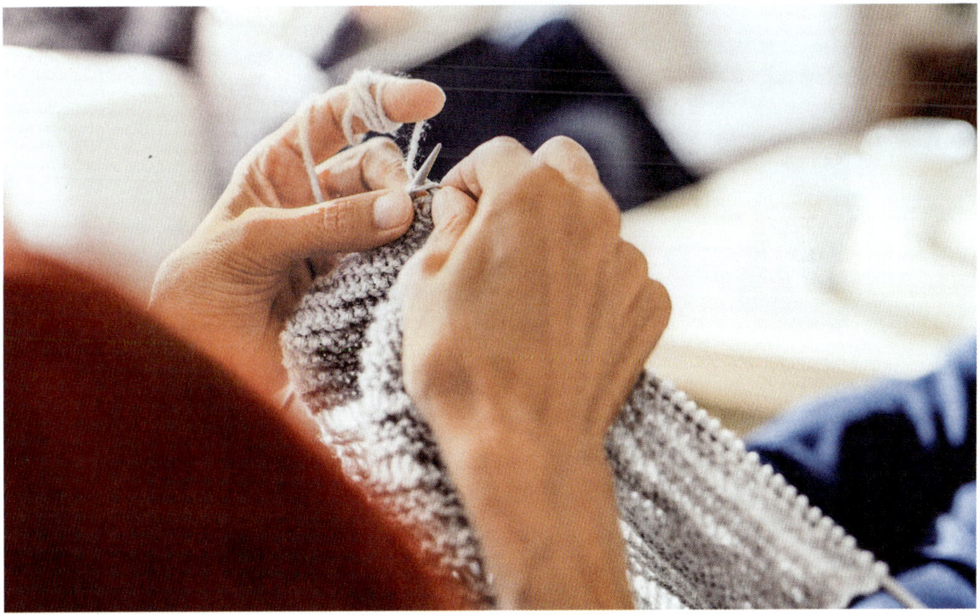

Handarbeiten wie Stricken oder Häkeln wirken wunderbar entspannend und wecken die Kreativität

Das Programm für Chaos-Typen

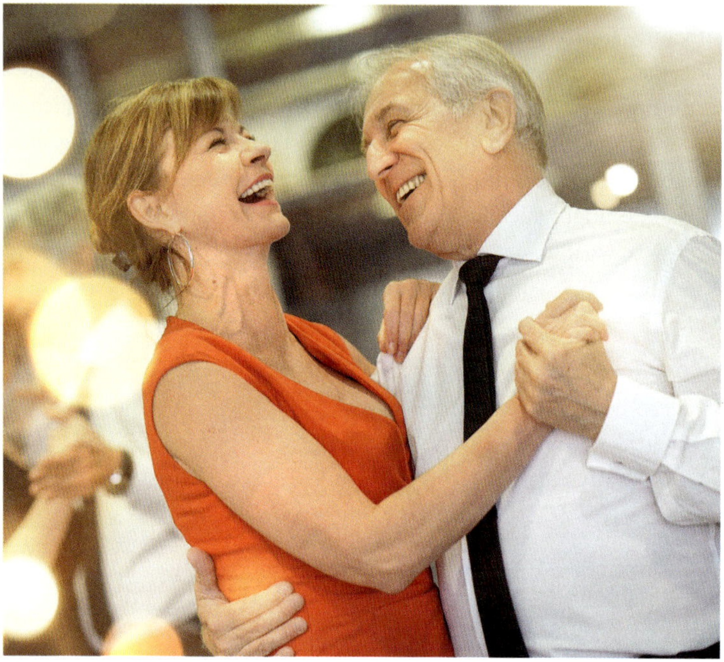

Dem Chaos-Typ fehlt die Harmonie der Mitte. Er neigt mal zum Stress-Typ, mal zum Bauch-Typ. Eine rhythmische Lebensgestaltung wirkt dann ausgleichend. Die folgenden Tipps sind für jeden Menschen sinnvoll, ganz gleich, welcher Typ er ist, weil sie grundsätzlich der Gesundheit zuträglich sind.

Erfolgreiche Behandlungskonzepte

Erinnern Sie sich noch? Die beiden Beispiele für Chaos-Typen, Manuela S. und Jochen B., konnten ihren Blutdruck trotz der Medikamente nicht in den Griff bekommen. Erst als bei beiden die Grundursachen für die starken Blutdruckschwankungen erkannt waren, bewirkte das heilsame Veränderungen.

BEISPIEL 5: MANUELA S.

Manuela S. *(siehe Seite 43)* kommt mit ihrem Säugling ins Krankenhaus, obwohl sie das eigentlich nicht wollte. Doch ihr besorgniserregender körperlicher Zustand mit dem erheblichen Untergewicht erfordert es. Zu Hause ist alles geregelt: Ehemann und Schwester kümmern sich um den Haushalt und die beiden anderen Kinder.

Die erste Vereinbarung mit den Ärzten lautet: abstillen. Die Problematik hat in der Schwangerschaft angefangen und sich in der Stillzeit noch verschlimmert. Solange sich Manuela S. so intensiv ihrem Baby zuwenden muss, wird sich daran nichts ändern. Da sich ihre Unruhe direkt auf das Kind überträgt, kann in den Tagesablauf keine Ruhe kommen. Sie muss erst einmal wieder zu sich selbst finden können. Eigentlich wäre Manuela S. ein klassischer Fall für eine schulmedizinische Behandlung mit einem Betablocker, kombiniert mit einem Mittel gegen Depressionen. Aber würde sie auf diese Weise ihre Mitte wiederfinden? Nein.

Also probieren es die Ärzte auf andere Weise und greifen tief in die Schatzkiste der Anthroposophischen Medizin *(siehe Seite 110)*. Manuela S. bekommt dreimal täglich Stibium D6 als Infusion, Aurum D10 als Spritze morgens in die Vene, Hyoscyamus D6 als Tropfen dreimal täglich, Bryophyllum Urtinktur als Tropfen dreimal täglich und Galenit D4 als Pulver dreimal täglich. Alles zusammen soll dazu beitragen, die Nerven zu beruhigen, den Herzschlag zu verlangsamen und die Entspannung zu fördern.

Am Anfang gelingt das noch nicht so gut. Denn in der ersten Woche entsteht durch das Abstillen ein Milchstau, der alles noch schlimmer macht. Manuela S. isst kaum noch etwas, sie hat einfach keinen Appetit. Die Ärzte tauschen bei Manuela S. Hyoscyamus D6 gegen

Rhythmus trägt Leben

Unser Organismus lebt durch rhythmische Prozesse: Atmung, Herzschlag, Verdauung. Aber auch die Produktion von Botenstoffen und sämtliche Stoffwechselvorgänge unterliegen bestimmten natürlichen Rhythmen. Wer ständig entgegen den natürlichen Rhythmen lebt, wird irgendwann krank. Nicht ohne Grund sind viele Verdauungsstörungen auf unregelmäßiges Essen zurückzuführen. Aus diesem Grund zielen viele medizinische Heilmethoden darauf ab, die ordnenden rhythmischen Prozesse im Körper wieder anzuregen.

Hyoscyamus D3/Argentum D8, das unter die Haut gespritzt wird und sich auch bei Übelkeit bewährt hat.

Aber Manuela S. fühlt sich immer noch sehr hilflos. Da das therapeutische Malen *(siehe Seite 122)* sie stark aufwühlt, empfiehlt ihr die Therapeutin ein stärker strukturiertes rhythmisches Formenzeichnen. Das führt Manuela S. in ein ruhigeres Atmen und bringt sie innerlich zur Ruhe. Heileurythmie *(siehe Seite 121)* und Rhythmische Massage *(siehe Seite 122)* sowie Ganzkörpereinreibungen mit Moor-Lavendel-Öl tun ein Übriges. Der Blutdruck normalisiert sich, der Appetit kehrt zurück. Die ängstliche Grundstimmung und das seelische Chaos jedoch bleiben. Die Ärzte beschließen deshalb, zusätzlich ein antidepressives Medikament mit dem Wirkstoff Citalopram zu geben. Da Manuela S. sich nach ihrer Familie sehnt, wird die Therapie ambulant fortgesetzt. Gemeinsam mit den Ärzten entwirft Manuela S. einen Tagesablauf, bei dem sie ihren familiären Alltag gut bewältigen und immer wieder Ruhepausen einlegen kann.

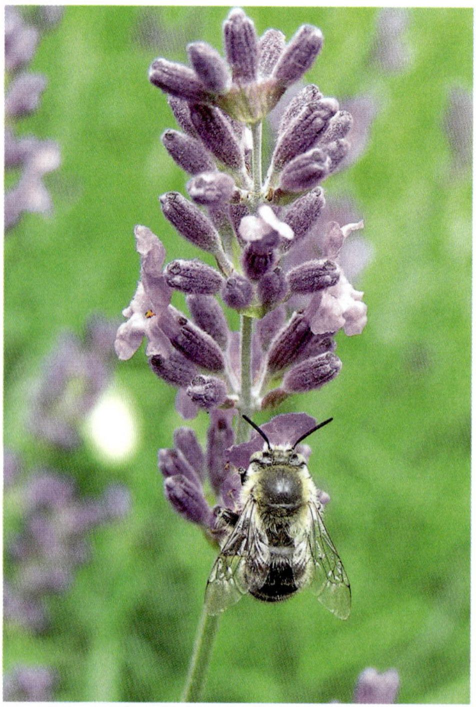

Das ätherische Öl aus Lavendel ist eine wirksame Hilfe bei Unruhe und Nervosität

Zwei Wochen später hat sich die Situation deutlich gebessert. Manuela S. hat einen Psychotherapeuten gefunden, mit dem sie ihre Ängste bearbeiten und das Antidepressivum möglichst bald wieder absetzen kann. Der Blutdruck hat sich bereits auf normale Werte eingependelt.

BEISPIEL 6: JOCHEN B.

Als Jochen B. *(siehe Seite 43)* ins Krankenhaus kommt, um herauszufinden, womit sich sein Blutdruck normalisieren lässt, steht am darauffolgenden Wochenende ein Konzert an. Diesen Termin zu streichen, fällt ihm äußerst schwer; was er zugesagt hat, hält er normalerweise ein. Doch die Situation erfordert, dass er auch sein Versprechen an sich selbst ernst nimmt: etwas für sich zu tun. Schließlich ringt er sich dazu durch, das Konzert kurzfristig doch abzusagen.

Von den Medikamenten, die Jochen B. bisher eingenommen hat, setzen die Ärzte im ersten Schritt den Betablocker *(siehe Seite 107)* ab. Den ACE-Hemmer *(siehe Seite 107)* nimmt er in verringerter Dosierung weiterhin ein. Außerdem verordnen die Ärzte mehrere anthroposophische Medikamente *(siehe Seite 109 und 110):* Cardiodoron® sowie Cuprum metallicum praeparatum D8 gegen die Schlafstörungen und mittags Aurum D10.
Zudem erhält Jochen B. morgens nach dem Aufwachen sowie abends vor dem Einschlafen einen Herz-Salbenlappen mit Aurum/Lavandula comp. *(siehe Seite 117)*. Diese Kompresse soll ihm helfen, dass er ruhiger in den Tag und in die Nacht kommt und dass er diese Übergangssituationen bewusst gestalten und erleben kann. Bei der morgendlichen Anwendung kombiniert er die Viertelstunde, die das Läppchen auf seiner Brust bleiben soll, mit einer Vorschau auf den Tag: Was steht heute an, was kann ich unternehmen, worauf muss ich achten? Abends hält er Rückschau: Was ist heute gewesen, wie fühle ich mich jetzt, was ist gut gelaufen, was war verbesserungswürdig?
Die 24-Stunden-Messung zeigt, dass der Blutdruck trotz des geordneten Tagesablaufs jedes Mal hochschießt, wenn seelisch etwas ans Licht kommt, wenn Jochen B. Unsicherheiten zugibt, Gefühle nicht mehr unterdrückt, sondern ausspricht und bearbeitet. Heileurythmie *(siehe Seite 121)* und Rhythmische Massagen wirken ausgleichend, sie können das Gleichgewicht jedoch noch nicht ganz herstellen.

Nach einer Woche drängt Jochen B. sehr darauf, wieder nach Hause zu dürfen. Die Ärzte sind einverstanden – unter der Bedingung, dass er sich an folgende Abmachungen hält:

~ *Einmal am Tag in Ruhe und mit Genuss warm essen. Dabei auf ausreichend Bitterstoffe achten (siehe unten) sowie auf eine fett- und fleischarme, aber aromatische und vor allem abwechslungsreiche Kost.*
~ *Täglich eine halbe Stunde schnell gehen oder einen anderen Sport treiben, an dem er Freude hat.*
~ *Gemeinsam mit seiner Frau einen Jahresplan für alle Termine aufstellen und so einrichten, dass er sich immer wieder einige Zeit am Stück zu Hause aufhalten kann.*

Seit einem Jahr hält sich Jochen B. konsequent an diese Regeln. Sein Blutdruck hat sich damit komplett normalisiert, sein Alltag wird nicht mehr von seinem Terminkalender dominiert, sein Leben ist insgesamt ruhiger und zufriedener geworden.

Bitterstoffe

Bitterstoffhaltige Nahrungsmittel wirken auf den Organismus anregend und kräftigend: Chicorée, Radicchio, Rucola und Endivie als Salat sowie Orangen-, Zitronen- oder Limettenschale an Salat oder Soßen erzeugen im Körper eine angenehme Wohligkeit, ohne müde zu machen – genau das Richtige, um einen Chaos-Typ wieder ins Gleichgewicht zu bringen.

Achtsame Lebensweise

Wenn die Schwingungsfähigkeit verloren geht, hat das am wenigsten mit Veranlagung und Konstitution zu tun, sondern in erster Linie mit der Lebensweise. Und hier wiederum vor allem mit einer rhythmischen Lebensgestaltung. Beim Chaos-Typ ist diese am wichtigsten, sie ist jedoch auch für Stress- und Bauch-Typen, überhaupt für jeden Menschen von Vorteil. Denn Rhythmus trägt Leben, gibt Kraft, entlastet – nicht nur bei Bluthochdruck. Wer rhythmisch lebt, stärkt den Organismus grundlegend und beugt Krankheiten jeder Art vor. Diese sind ja meist nur ein Spiegel dafür, dass der Körper aus dem Rhythmus gefallen ist, dass sich Einseitigkeiten ausgeprägt haben und krankhaft geworden sind.

Im Grunde ist es ganz einfach. Es genügt, einen Vorgang täglich zur gleichen Zeit zu wiederholen: die Mahlzeiten, das Aufwachen oder Einschlafen, das Kaffeestündchen, den Spaziergang, die Morgengymnastik. Welche Aktivität Sie einem bestimmten Rhythmus zuordnen, sollte zu Ihrem persönlichen Lebensstil passen, Sie sollten sich damit wohlfühlen und Sie sollten sie täglich etwa zur gleichen Uhrzeit wiederholen. Denn alles, was Sie rhythmisch machen, wird zur Gewohnheit und fällt dadurch mit jedem Mal ein kleines bisschen leichter. Rhythmus bringt Ruhe in einen hektischen Alltag, auch im Seelischen. Allein deshalb ist er für uns heute eine Lebensnotwendigkeit geworden. Was wir beim Stress-Typ für die Lebensweise empfohlen haben *(siehe Seite 61)*, gilt auch für den Chaos-Typ.

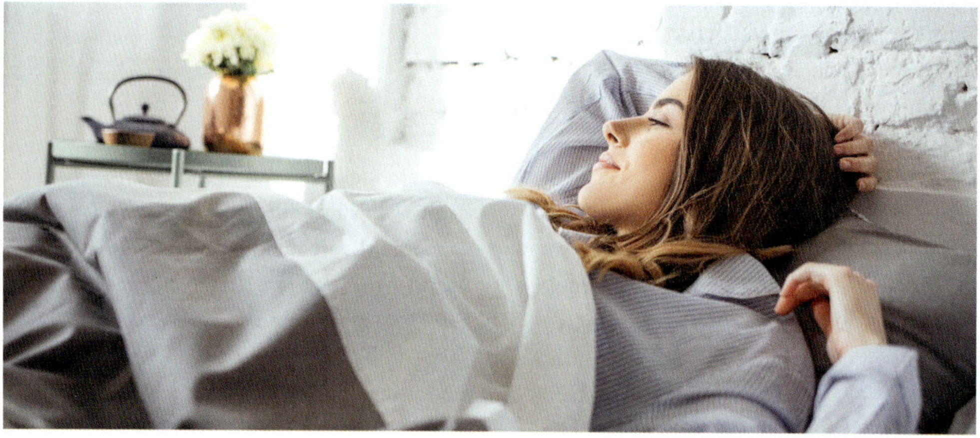

Nehmen Sie sich vor dem Aufstehen Zeit für eine Vorschau auf den Tag: Was liegt heute an?

Es handelt sich um Hinweise, die aus der Hektik unserer Zeit herausführen und das Leben angenehm entschleunigen.

GUT SCHLAFEN, GUT WACH SEIN

Der Wechsel zwischen Schlafen und Wachen ist einer der wichtigsten menschlichen Grundrhythmen. Wie Aus- und Einatmen ist Wachen und Schlafen ein grundlegender Lebensrhythmus, dessen Geheimnisse bis heute noch nicht vollständig ergründet sind. Wo wir sind, wenn wir schlafen, kann niemand sagen. Wir wissen nur, dass im Schlaf die Gehirnströme auf »Stand-by«-Modus geschaltet sind, das Bewusstsein hat Empfangs- und Sendepause. Wir wissen auch, dass sich im Schlaf viele körperliche Vorgänge wieder einjustieren und eine Regeneration stattfindet. Eine gute Schlafkultur während der Nacht ist deshalb die entscheidende Voraussetzung für eine gute Präsenz am Tag.

Für einen guten Schlaf sorgen

Diese Tipps helfen Ihnen, dass Sie morgens ausgeruht aufwachen:

- *Achten Sie darauf, dass Sie immer zu einer bestimmten Zeit ins Bett gehen, möglichst nicht später als um 23 Uhr. Denn der Schlaf zwischen Mitternacht und 3 Uhr morgens ist nun mal am tiefsten und verschafft dem Organismus die größte Erholung.*
- *Essen Sie nach 20 Uhr nur noch wenig, und wenn, dann leichte Kost, sonst können Sie nicht gut schlafen.*

Besser ausgeruht sein

Wenn Sie als Chaos-Typ über Müdigkeit klagen, sollten Sie genau hinspüren: Können Sie schlecht schlafen oder werden Sie schwer wach? Das sind Einseitigkeiten, die dem Stress- und dem Bauch-Typ entsprechen. So bringen Sie das Ganze wieder in die Balance:

- **Wenn Sie schlecht schlafen, versuchen Sie, tagsüber möglichst wach und konzentriert zu sein. Je mehr Sie am Tag Präsenz, Bewusstsein und Wachheit stärken, desto eher werden Sie abends von selbst müde und können gut schlafen. Spüren Sie, dass Ihre Konzentrationsfähigkeit tagsüber nachlässt, legen Sie eine kurze Pause ein, gehen an die frische Luft und atmen tief durch.**
- **Wenn Sie dagegen schlecht wach werden, gehen Sie eine bis zwei Stunden vor Mitternacht schlafen. Gestalten Sie die Zeit davor bewusst als ruhige Phase. Entwickeln Sie ein Einschlafritual: eine bestimmte Musik hören, ein warmes Fußbad nehmen und die Füße danach mit Lavendelöl einreiben, ein Buch lesen oder sich etwas vorlesen lassen. Ein sanfter Wechsel in den Schlaf vertieft die Nachtruhe, sodass Sie morgens dann wirklich frisch und ausgeschlafen sind.**

- *Zappen Sie vor dem Schlafengehen nicht durchs Fernsehprogramm. Setzen Sie sich ein Limit: Um 22 Uhr wird der Fernseher ausgeschaltet, spätere Sendungen werden bei Bedarf aufgezeichnet.*
- *Achten Sie darauf, dass Ihre Füße schön warm sind, wenn Sie ins Bett gehen, zum Beispiel mit einem Fußbad. Denn mit kalten Füßen schläft man nicht gut ein.*
- *Entwickeln Sie ein tägliches Einschlafritual. Die rhythmische Wiederkehr stärkt und wirkt ausgleichend. Sprechen Sie ein Gedicht oder ein Gebet. Dann gleiten Sie mit guten Gedanken in den Schlaf.*

Den Tag gut ordnen

Versuchen Sie bei Ihrer Vorschau auf den Tag, das Geschehen sorgfältig zu durchdenken:

- **Was wird heute auf mich zukommen?**
- **Wer wird etwas von mir erwarten und worum handelt es sich dabei?**
- **Wann und wo werden meine Fähigkeiten gebraucht?**
- **So kommen Sie heraus aus dem chaotischen Denken, werden ruhiger – und Ihr Blutdruck sinkt!**

Das Aufwachen gestalten

Es ist hilfreich, wenn Sie morgens nicht einfach schlaftrunken aus dem Bett steigen, sondern aus dem Aufwachprozess ein kleines Ritual machen:

Stellen Sie sich den Wecker eine Viertelstunde früher, als Sie aufstehen müssen. Bleiben Sie in dieser Zeit noch liegen und halten Sie eine Vorschau auf den Tag.

Machen Sie sich dabei einen Plan: Wie lassen sich Vor- und Nachmittag beziehungsweise Abend sinnvoll einteilen? Was dürfen Sie nicht vergessen? Je planvoller Sie handeln, desto weniger chaotisch verläuft der Tag.

Nehmen Sie sich genügend Zeit für die Morgentoilette und gönnen Sie sich ausreichend Zeit, um in aller Ruhe zu frühstücken.

Fahren oder gehen Sie ohne Hektik zur Arbeit. Brechen Sie so auf, dass Sie einige Minuten vor der Zeit ankommen.

DIE KRAFT DES HEXAMETERS

Auch wenn es vielleicht lange her ist, seit Sie zum letzten Mal ein Gedicht rezitiert haben, sollten Sie es in Zukunft täglich tun. Und zwar ein Gedicht, das im Versmaß des Hexameters geschrieben ist. Eine Gruppe europäischer Rhythmusforscher fand nämlich heraus, dass dieses Versmaß dazu beiträgt, Herzschlag und Atmung in einem Verhältnis zu synchronisieren, wie es sonst nur im Tiefschlaf erreicht wird: 18 Atemzüge auf 72 Pulsschläge pro Minute. Das entspricht der optimalen Koordination von Herzschlag und Atem im Verhältnis von 4:1. Dann ist der Herzrhythmus besonders harmonisch, und der Blutdruck normalisiert sich. Der Hexameter ist ein Versmaß in einem walzerähnlichen Rhythmus: 1-2-3, 1-2-3. Dabei liegt die Betonung immer auf der 1, die 2 und 3 sind unbetont: lang, kurz-kurz. Ein Beispiel: »Woge, du brausende rauschende, gern bin ich immer der Lauschende, bin der von Fluten Umbrandete, froh in der Heimat Gelandete.«

Was den Hexameter so heilsam macht, ist, dass er nicht nervös, hastig oder stockend gesprochen werden kann, sondern ein fließendes, flüssiges, aber nie gehetztes Rezitieren erfordert. Täglich zehn Minuten ein Gedicht im Hexameter zu sprechen ist also ratsam – Sie müssen es nicht auswendig können und dürfen ruhig ablesen. Suchen Sie bei einem Dichter Ihrer Wahl ein geeignetes Übungsbeispiel.

Wenn möglich, nehmen Sie einige Stunden bei einem Sprachgestaltungstherapeuten *(siehe Seite 122)*. So lernen Sie die richtige Betonung. Wenn Sie das Rezitieren regelmäßig und über mehrere Wochen oder auch Monate hinweg üben, werden Sie einen harmonisierenden Effekt auf Ihren Herzschlag und Blutdruck feststellen können.

RHYTHMUSSPENDER

Chaos-Typen sollten Situationen meiden, die den Körper aus dem Rhythmus bringen. Dazu gehören anhaltende Anspannung, Misstrauen, Zukunftsangst und Lebensunsicherheit. Nun lassen sich solche Stress-Situationen nicht immer vermeiden. Aber wenn Sie darum wissen, können Sie bewusst gegensteuern und zum Beispiel in spannungsgeladenen Phasen den Tag noch rhythmischer gestalten. Gute Rhythmusspender sind vor allem regelmäßige Schlaf- und Wachphasen sowie Morgen- und Abendrituale. Was außerdem hilft:

- *Überprüfen Sie Ihren Alltag: Wo läuft Ihnen leicht etwas aus dem Ruder? Wo können Sie ordnend eingreifen oder Abläufe besser strukturieren?*
- *Wenn Sie in einem Arbeitsprozess nicht gestört werden wollen, schalten Sie das Telefon auf Anrufbeantworter.*

Die Heilwirkung von Dichtung und Gesang

Wenn im antiken Griechenland die Werke großer Dichter im Amphitheater deklamiert wurden, dauerte ein Vortrag oft vom frühen Morgen bis in die späte Nacht. Denn allein Homers »Odyssee« bringt es auf mehr als 10 000 Hexameter-Zeilen, die »Ilias« ist noch länger. Die Zuhörer folgten dem Vortrag in aller Ruhe: Atmung und Herzschlag schwingen sich nicht nur beim Rezitieren, sondern auch beim aufmerksamen Zuhören in das ideale Verhältnis von 4:1 ein. Die Heldengesänge waren daher nicht nur kulturell, sondern auch gesundheitlich wertvoll.

Ähnlich verhält es sich mit gregorianischen Gesängen, deren kurze Note die Dauer eines Herzschlags hat und deren Längen in einem Atemzug gesungen werden. Ebenso kann das Singen von Mantren und vedischen Versen den Herzschlag normalisieren und den Blutdruck senken.

Singen Sie mal wieder!

Singen senkt den Blutdruck und stärkt die Atmung. Denn Töne produzieren wir nur beim Ausatmen. Die Koordination zwischen Aus- und Einatmen erfolgt melodisch und damit auch rhythmisch. Beides wirkt sich positiv auf den Blutdruck aus.

- *Lassen Sie sich nicht zum Spielball der elektronischen Medien machen. Schauen Sie nur zu vorher festgelegten Zeiten in Ihre E-Mails oder auf das Smartphone, anstatt ständig auf Empfang zu sein.*
- *Hängen Sie ein »Bitte nicht stören«-Schild an Ihre Zimmertür.*
- *Sorgen Sie für eine gepflegte Pausenkultur (siehe Seite 61). Wenn Ihnen das nicht gleich gelingt, machen Sie zumindest jeden Mittag eine halbe Stunde Pause und gehen Sie dabei an die frische Luft.*
- *Sorgen Sie dafür, dass die Mahlzeiten – vor allem im Familienkreis – von jeglicher Störung freigehalten werden.*
- *Lesen Sie Ihren Kindern oder Ihrem Partner beziehungsweise Ihrer Partnerin abends etwas vor – oder lassen Sie sich umgekehrt vor dem Schlafengehen etwas vorlesen.*
- *Verabreden Sie sich an einem bestimmten Abend der Woche mit Freunden, um gemeinsam zu kochen oder etwas Schönes zu unternehmen.*
- *Halten Sie den Sonntag konsequent als Ruhetag ein. Machen Sie wirklich nichts, was mit Ihrer Arbeit zu tun hat. So können Sie abschalten, und der Kopf ist am Montag frei für die Aufgaben der neuen Woche.*

Typgerechte Ernährung

Als Chaos-Typ müssen Sie vor allem lernen, sich Zeit fürs Essen zu nehmen. Sie sollten also nicht zwischen Tür und Angel oder auf dem Weg zum nächsten Termin hektisch ein Sandwich verschlingen. Planen Sie den Tag von vornherein so, dass Sie zumindest genügend Zeit für ein Mittagessen haben.

- *Essen Sie wenigstens ein Mal am Tag richtig: warm und lecker, aber nicht unbedingt viel! Das bringt Ruhe und Struktur in Ihren Tag. Ob der Schwerpunkt Ihrer Mahlzeiten auf dem Frühstück, Mittag- oder Abendessen liegt, bleibt Ihnen überlassen.*
- *Essen Sie nicht zu einseitig, auch wenn es gesunde Lebensmittel sind – beispielsweise immer nur Salat. Sorgen Sie vielmehr für eine*

Schreib! Das! Auf!

Schreiben Sie eine Woche lang auf, wie sich Ihr Tagesablauf gestaltet. Führen Sie richtig Protokoll – über jede Viertelstunde! Sehen Sie genau hin: Wo klappt es mit dem Rhythmus, wo gibt es Schwierigkeiten? Wie chaotisch ist Ihr Leben, wo können Sie korrigierend eingreifen? So können Sie Ihren Alltag allmählich in geordnetere Bahnen führen.

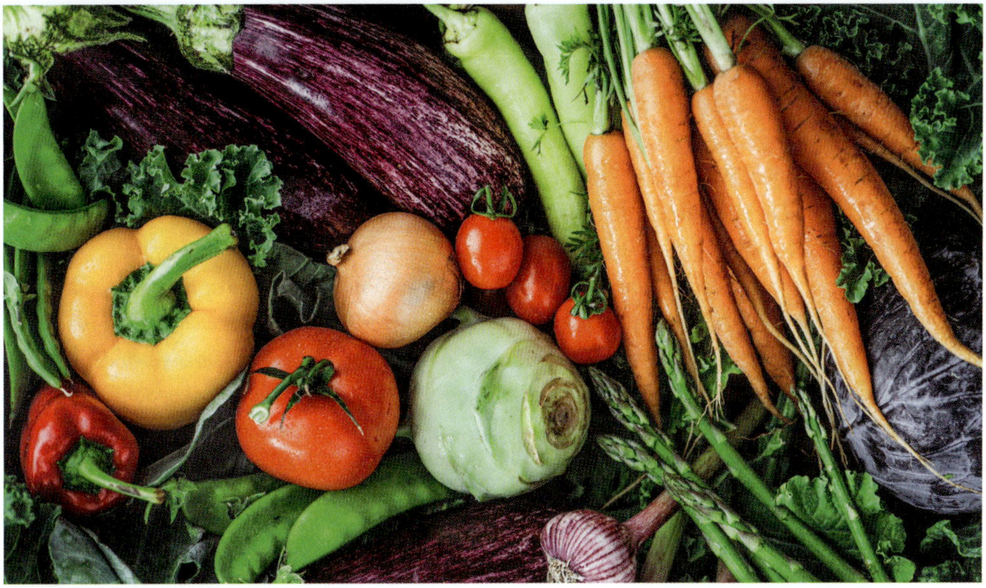

Kaufen Sie Lebensmittel möglichst frisch und in Bioqualität, zum Beispiel mit den »grünen Kisten«, die viele Biobauernhöfe ins Haus liefern

abwechslungsreiche Mischkost, die jeden Tag etwas anderes bietet.

- *Achten Sie bei den Lebensmitteln auf Qualität. Kaufen Sie Gemüse, Eier, Milchprodukte und Fleisch in Bioqualität.*
- *Gehen Sie mit den Jahreszeiten und essen Sie nur Obst und Gemüse, das frisch geerntet aus regionalem Bioanbau kommt. So bekommen Sie ein Gefühl für den Rhythmus der Jahreszeiten.*
- *Halten Sie sich an die gute alte Regel des Sonntagsbratens: Einmal in der Woche ein Fleischgericht genügt. Mehr als zweimal wöchentlich Fleisch ist nicht ratsam.*
- *Freitags gibt es Fisch – diesen christlichen Brauch müssen Sie aber nicht unbedingt auf den Freitag beschränken. Achten Sie darauf, dass der Fisch aus nachhaltiger Fischzucht oder aus Wildfang stammt.*
- *Ideale Getränke sind Wasser, Kräutertee und ungezuckerte Säfte, besonders Rote-Bete-Saft (siehe Seite 66).*
- *Falls Sie zu den salzempfindlichen Menschen gehören, sollten Sie auf eine salzarme Kost achten (siehe Seite 83).*
- *Je nachdem, ob Sie eher zum Stress-Typ oder zum Bauch-Typ neigen, sollten Sie auch deren Ernährungstipps beachten (siehe Seite 65 und Seite 79).*

Sport und Bewegung

Egal, wie Sie in Bewegung kommen, entscheidend ist, dass Sie es regelmäßig tun, wenn möglich immer am gleichen Wochentag zur gleichen Zeit. Es gibt viele Sportarten, die für Sie günstig sind, vor allem die rhythmusbetonten:

- *Tanzen – frei oder als Paartanz wie Walzer, Foxtrott, Rumba, Cha-Cha-Cha, Jive, Quickstepp und die Krönung: argentinischer Tango. Beim Tanzen können Sie alles hinter sich lassen und sich komplett auf den Partner und die Schritte konzentrieren. Das ist ideal, wenn Sie ansonsten aus Ihrer Arbeit kaum herausfinden.*
- *Nordic Walking – das rhythmische Gehen mithilfe von langen Stöcken.*
- *Wandern – der angenehme rhythmische Wechsel von Gehen und Rasten.*
- *Rudern/Paddeln – ein Inbegriff für Rhythmus. Die Ruderschläge erfolgen in regelmäßigen Abständen, sind aber nicht identisch.*
- *Reiten – die rhythmischen Bewegungen des Pferdes übertragen sich auch auf den Reiter.*
- *Segeln – ein Sport, bei dem Sie sich den Elementen öffnen (Wind, Wasser, Sonne) und gleichzeitig konzentriert sein müssen. Auf großen Yachten kommt noch das Teamwork hinzu.*

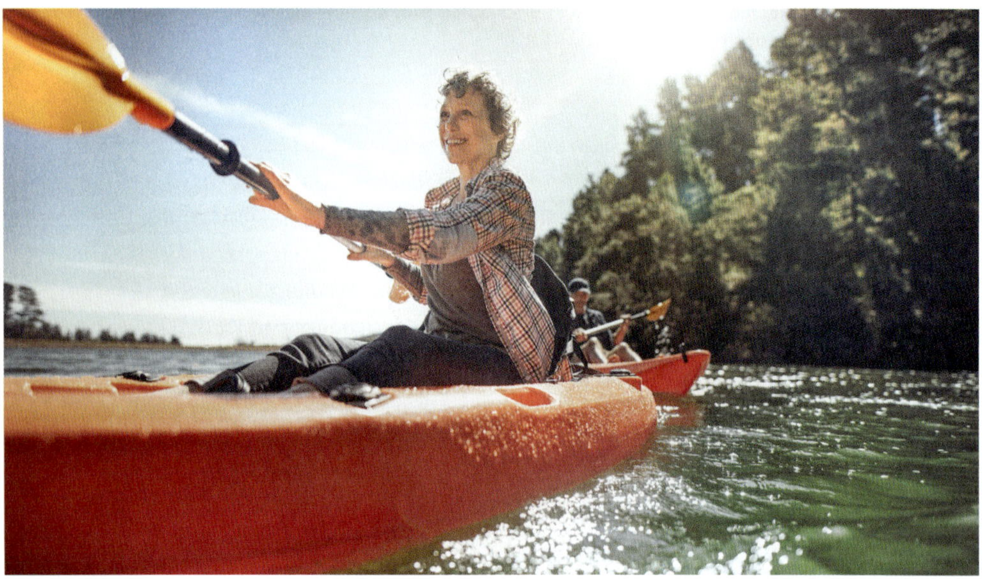

Erholung und Entspannung für den Chaos-Typ: Kanufahren – auch Segeln, Rudern, Reiten sind gut

- *Yoga – die perfekte Möglichkeit, körperliche Rhythmen durch Bewegung und Haltung zu harmonisieren, äußerlich wie innerlich ins Gleichgewicht zu kommen.*
- *Tai-Chi und Qigong – jahrtausendealte Bewegungsarten, die rhythmisierend und regulierend auf sämtliche Körpervorgänge wirken.*
- *Eurythmie – die spezielle Bewegungsform aus der Anthroposophie, die gerade in der Gruppe oder als Vitaleurythmie eine stressausgleichende Wirkung hat.*

Wohltaten für den Körper

Achten Sie auch bei der Körperpflege möglichst auf eine rhythmische Abwechslung:

- *Waschen Sie sich morgens mit Rosmarin-Badezusatz, um gut wach zu werden. Abends ist ein entspannendes Lavendelbad zu empfehlen. Doch hören Sie auch auf Ihre innere Stimme: Brauchen Sie im Moment eher etwas Beruhigendes wie Melisse, Baldrian, Rose, Lindenblüten oder etwas Aktivierendes wie Minze, Zitrone, Ingwer, Kampfer? Probieren Sie es aus!*
- *Besonders angenehm am Abend ist eine Ganzkörpereinreibung mit Moor-Lavendel-Öl (Bezugsadressen Seite 125). Beginnen Sie an den Beinen, lassen Sie die Arme folgen und reiben Sie dann mit sanften Bewegungen den Rumpf in Richtung Herz ein.*
- *Genehmigen Sie sich regelmäßig einmal in der Woche einen Entspannungsabend in der Sauna oder im Hamam, dem türkischen Bad mit Seifenmassage.*

Wohltaten für die Seele

Für Chaos-Typen ist es wichtig, auch seelisch immer wieder die Mitte zu finden. Diese Mitte lässt sich nicht festhalten, sondern ist ein Zustand, der ständig neu erarbeitet werden muss. Sie finden sie, indem Sie Ihren Alltag so gestalten, dass er ein ständiges Pendeln ist zwischen dem, was Sie selbst wollen, und dem, was andere brauchen. Es ist ein Wechsel zwischen Ichbezogenheit und Nächstenliebe, Autonomie und Fürsorge, wobei das selbstlose Geben im Gleichgewicht stehen muss mit dem Nehmen:

- *Suchen Sie sich eine Aufgabe, die Sie innerlich ausfüllt: Engagieren Sie sich in der Gemeinde, bei einem sozialen Hilfsdienst oder im Altersheim.*
- *Legen Sie ein Beet oder einen Garten an.*
- *Kümmern Sie sich um kranke Nachbarn oder helfen Sie einem alleinerziehenden Elternteil bei der Kinderbetreuung.*

Es gibt unzählige Betätigungsfelder, wo Sie sich engagieren können und die Ihnen das Gefühl vermitteln: Hier werde ich gebraucht, hier tue ich etwas wirklich Sinnvolles. Im Wechsel damit kümmern Sie sich um sich selbst, pflegen Ihre Hobbys, sind für Ihre Familie da, schaffen sich ein Zuhause.

FREIHEIT UND SICHERHEIT GEWINNEN

Wenn Sie Ihre Mitte finden, können Sie offen sein für andere Menschen, egal, wo Sie ihnen begegnen. Indem Sie den Tagesvorblick *(siehe Seite 96)* kultivieren, sind Sie so geistesgegenwärtig, dass Sie im richtigen Moment alle Register Ihrer Möglichkeiten ziehen können. Denn im Vorausdenken können Sie erkennen, was auf Sie zukommt, und sind nicht mehr hilflos dem Geschehen ausgeliefert. So entstehen Freiheit und Gelassenheit.

Umgekehrt sorgt eine Tagesrückschau dafür, dass Sie annehmen können, was ist – wohlwollend, wertschätzend, tolerant. Sie müssen nicht ständig mit dem Schicksal hadern, sondern können die Dinge auch mal akzeptieren, wie sie sind.

Die Mitte zwischen Vorausdenken und gedanklicher Rückschau wiederum ist Geistesgegenwart: Sie vermittelt Sicherheit – genau das, was ein Chaos-Typ und im Grunde jeder Mensch braucht.

RÜCKSCHAU AUF DEN TAG

Wenn tagsüber das Chaos herrscht, ist es besonders wichtig, dass Sie am Abend alles, was Sie erlebt haben und was Sie belastet, in sich zur Ruhe kommen lassen. Für einen solchen konzentrierten Tagesrückblick brauchen Sie höchstens zehn Minuten:

- *Lassen Sie das Tagesgeschehen Revue passieren: Was haben Sie heute erlebt, wer hat was gesagt, worüber haben Sie sich aufgeregt?*
- *Lassen Sie Wut oder Freude ruhig noch einmal zu, aber bewerten Sie weder den Grund dafür noch Ihre Reaktionen.*
- *Erkennen Sie, was war, akzeptieren Sie es und legen Sie es dann in Ihrem inneren Schrank ab. Tür zu. Schlüssel umdrehen.*

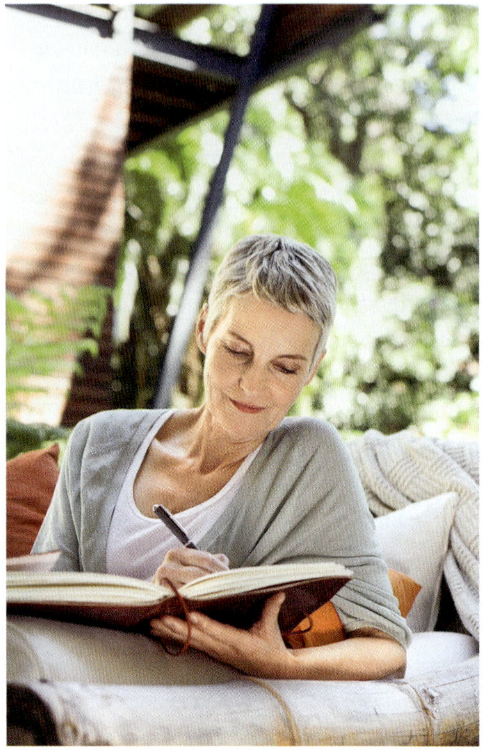

Beenden Sie den Tag, indem Sie in Stichworten kurz festhalten, was Sie erlebt haben

Wenn Sie jeden Abend einen solchen Tagesrückblick machen, werden Sie sich bald nicht mehr heillos in Ihren Fehlern verstricken, sondern erkennen, was gut und was gegebenenfalls verbesserungswürdig war, ohne dass Sie sich dafür schuldig fühlen. Schuldgefühle machen unfrei und sind fast immer überflüssig. Denn meistens gehören mehrere dazu, wenn etwas schiefgegangen ist.

FINDEN SIE IHRE GESUNDHEITS-QUELLEN

Gesundheit steht bei den meisten Menschen auf Platz eins ihrer Wunschliste. Aber was heißt es eigentlich, gesund zu sein? Die Weltgesundheitsorganisation WHO definiert Gesundheit als »Zustand völligen körperlichen, seelischen und sozialen Wohlbefindens«. Das ist allerdings ein hoher Anspruch und eine utopische Definition, denn wann erreichen wir diesen Zustand je? Da scheint das Bild des Kölner Psychiaters und Theologen Prof. Dr. Manfred Lütz schon realistischer: »Gesund ist ein Mensch, der mit seinen Krankheiten einigermaßen glücklich leben kann.«

Die Lebenskunst, so Lütz, bestehe darin, auch bei Behinderung, Krankheit und Leiden Quellen der Freude und Lebenslust zu finden. Konkret: Wobei fühle ich mich wohl? Wann bin ich eins mit mir und meiner Umwelt? Bei welchen Anlässen kann ich mich freuen? Kurz: Was sind meine persönlichen Gesundheitsquellen, aus denen ich Lebensfreude und Zuversicht beziehe?

Dieses Prinzip der Salutogenese (salus = Gesundheit, genesis = Ursprung) breitet sich seit einigen Jahren immer weiter aus – und berührt Fragen, die für unser heutiges Gesundheitswesen ungewöhnlich sind. Dieses ist ja vor allem darauf ausgerichtet, Krankheit zu verhindern: mit Präventionsprogrammen, Impfungen und Tabletten, mit denen sich jedes Unwohlsein scheinbar wegdrücken lässt. Natürlich ist es sinnvoll, sich vor Krankheiten zu schützen. Nur: Prävention richtet den Blick auf die Krankheit, das Pathologische. Salutogenese dagegen zielt auf das Gesunde, die eigenen Ressourcen.

Gesundheit bedeutet nicht Abwesenheit von Krankheit, sondern vielmehr, mit sich und der Welt im Reinen zu sein: Der Organismus kann Belastungen aushalten und ausgleichen; die Seele kann ihre Flügel weit ausspannen; wir sind geistig rege und kreativ. Krankheit und Gesundheit sind zwei Pole, zwischen denen wir uns ständig hin- und herbewegen. Sie sind nur subjektiv erlebbar, als Ergebnis individueller Eigenaktivität. Deshalb gibt es auch nicht *die* Gesundheit, sondern immer nur *meine* Gesundheit. Sie ist ein Mittel, um das eigene Leben möglichst positiv gestalten zu können.

Wie das funktioniert? Indem Sie sich Ihre individuellen körperlichen, geistigen und seelischen Quellen der Gesundheit erschließen. Die körperliche Seite betrifft Bewegung, Ernährung und Ihre Lebensweise; die seelisch-geistige Seite können Sie herausfinden, indem Sie eigene Fehler erkennen und zugeben, ohne mit ihnen zu hadern; indem Sie geistig beweglich und neugierig bleiben, Toleranz üben, zuhören, schweigen und die Meinung anderer respektieren; indem Sie kreativ sind – in welcher Form auch immer. Insofern ist Salutogenese ein täglicher Übungsweg und wie die Gesundheit immer wieder neu zu erringen – genauso, wie sich der Blutdruck immer wieder von Neuem reguliert.

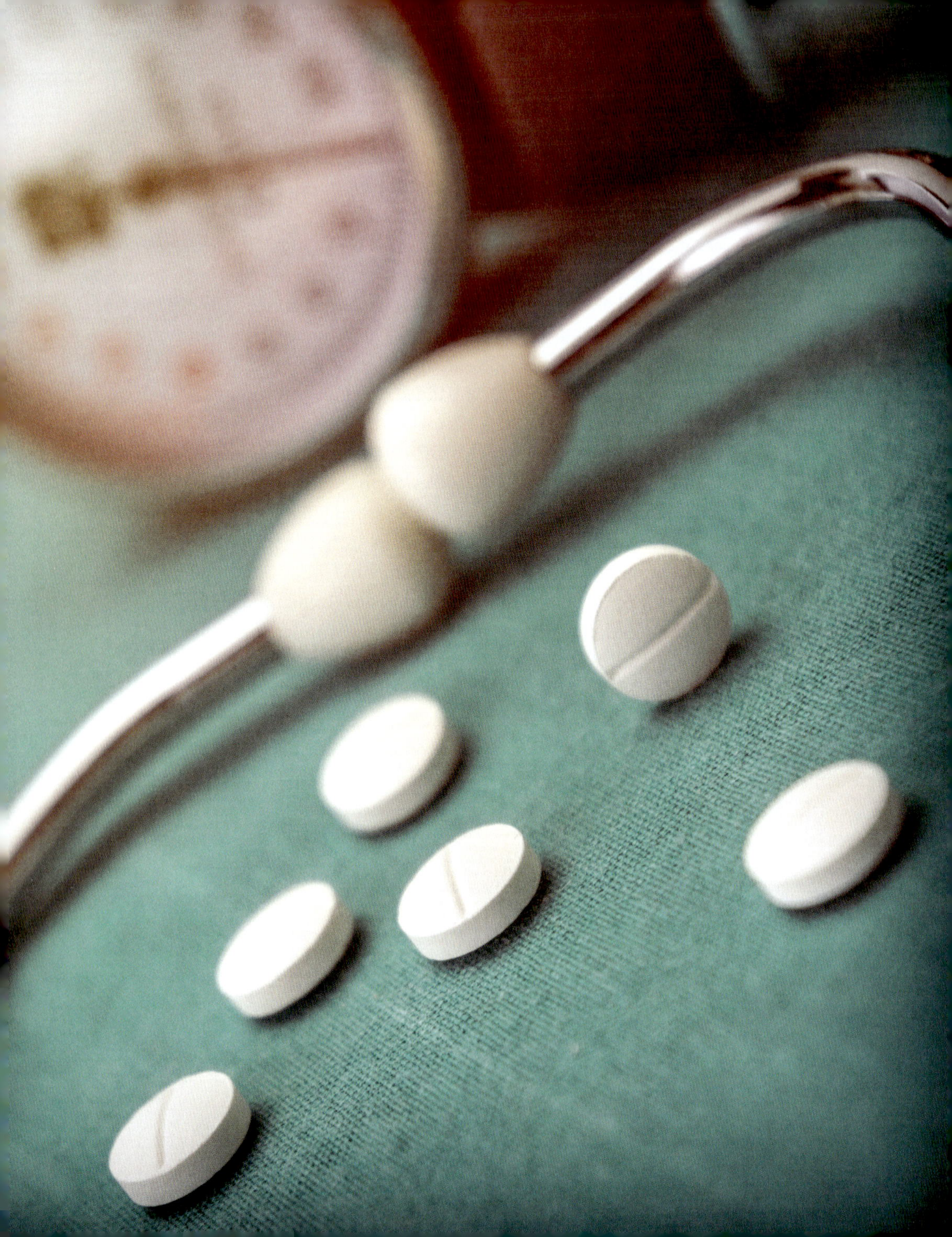

Typgerecht behandeln

Hier erfahren Sie, welche blutdrucksenkenden Arzneimittel am besten zu Ihrer individuellen Konstitution passen. Das ist wichtig, um Einnahmefehler zu vermeiden. Wir stellen Ihnen konventionelle Medikamente, anthroposophische Arzneimittel und weitere Therapien vor.

Die richtige Behandlung für jeden Typ

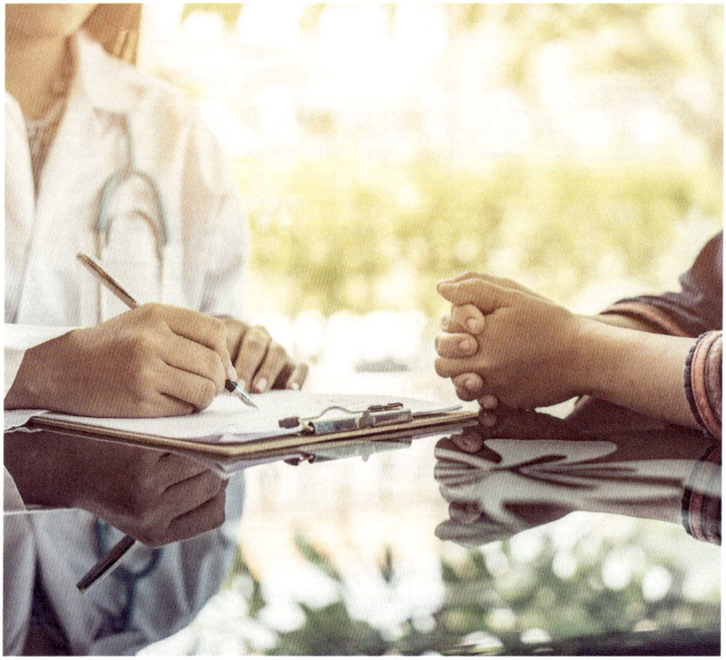

Je besser es Ihnen gelingt, mit dem typenorientierten Handlungsprogramm und naturheilkundlichen Medikamenten Ihre Konstitution zu verbessern, desto nachhaltiger wird dem hohen Blutdruck die Grundlage entzogen. Dann kommen Sie möglicherweise sogar ganz ohne konventionelle Medikamente aus.

Konventionelle Medikamente

Wenn der Blutdruck nach drei bis sechs Monaten immer noch zu hoch ist, sollten Sie gemeinsam mit Ihrer Ärztin oder Ihrem Arzt überlegen, welches konventionelle Mittel sich am besten für Sie eignet. Seit Jahrzehnten gelten vor allem entwässernde Medikamente (Diuretika) und Betablocker bei Bluthochdruck als die Mittel der Wahl. Diese können den Blutdruck wirkungsvoll senken und nachweislich vor Herzinfarkt und Schlaganfall bewahren. Doch das trifft nur auf einen Teil der Hochdruckpatienten zu. Andere kommen mit diesen Mitteln überhaupt nicht zurecht oder klagen über erhebliche Nebenwirkungen.
Was bei dem einen sinnvoll ist, kann dem anderen womöglich sogar schaden. Wenn beispielsweise ein Stress-Typ mit Diuretika behandelt wird, kann ihm das eventuell Nierenprobleme bescheren, weil er im Allgemeinen wenig trinkt und die Blutmenge im Kreislauf deshalb gering ist. Es gilt also, das blutdrucksenkende Medikament immer sehr gezielt auf Konstitution und Lebensumstände abgestimmt auszuwählen.
Generell sind alle schulmedizinischen Medikamente darauf ausgerichtet, bestimmte Stoffwechselvorgänge zu hemmen oder zu blockieren, um so Reaktionen zu unterdrücken, die den Blutdruck in die Höhe treiben. Um die Wirkung zu verstärken, werden die Einzelsubstanzen häufig auch miteinander kombiniert.

Reizhusten vermeiden

Vor allem bei langfristiger Einnahme von ACE-Hemmern kann sich manchmal ein lästiger Reizhusten ausbilden. Wenn Sie häufig hüsteln und keine Erkältung vorliegt, fragen Sie den Arzt, ob er Ihnen Sartane verordnen kann *(siehe Seite 109)*.

ACE-HEMMER

Zu dieser Medikamentengruppe gehören die Wirkstoffe Captopril, Enalapril, Lisinopril und Ramipril sowie weitere Substanzen mit der Endsilbe -pril. ACE steht dabei für »Angiotensin Converting Enzyme«, einen Eiweißstoff, der das Hormon Angiotensin I in seine wirksame Form Angiotensin II umwandelt. Dieses Hormon bewirkt, dass sich die Blutgefäße zusammenziehen. Wird die Umwandlung zu Angiotensin II gehemmt, tritt dieser Effekt nicht ein, und die Blutgefäße – auch die herzfern gelegenen – bleiben weit gestellt. Dadurch verringert sich der Widerstand, gegen den das Herz das Blut in den Kreislauf schickt, und der Blutdruck sinkt. ACE-Hemmer haben darüber hinaus nierenschützende Effekte und sind daher vor allem sinnvoll, wenn gleichzeitig ein Diabetes besteht, da ein langfristig erhöhter Blutzucker die Nieren schädigen kann.

BETABLOCKER

Zu dieser Gruppe zählen Wirkstoffe wie zum Beispiel Atenolol, Bisoprolol, Carvedilol,

Metoprolol, Nebivolol und Propranolol sowie weitere Substanzen mit der Endsilbe -olol. Betablocker gehören zu den ältesten und bewährtesten Mitteln bei hohem Blutdruck. Sie blockieren bestimmte Empfangsstellen (Rezeptoren) für die Botenstoffe Adrenalin und Noradrenalin, über die das sympathische Nervensystem den Herzschlag beschleunigt und den Blutdruck erhöht.
In den Nieren bremsen Betablocker die Produktion des Hormons Renin, das die Blutgefäße eng stellt. So wirken sie entschleunigend auf das Herz und senken den Blutdruck.
Viele groß angelegte Studien haben gezeigt, dass Betablocker die Sterblichkeit verringern können – vor allem bei zu schnellem Herzschlag (Tachykardie), der nicht auf zu wenig Bewegung zurückgeht. Auch wenn der hohe Blutdruck die Blutgefäße geschädigt und eine koronare Herzkrankheit oder womöglich bereits einen Herzinfarkt oder Schlaganfall verursacht hat, sind Betablocker sinnvoll.
Betablocker haben allerdings unerwünschte Wirkungen wie Gewichtszunahme, Depressivität und Impotenz, auch besteht ein Risiko für die Entwicklung von Diabetes. All das ist gerade für Bauch-Typen problematisch. Deshalb sollten Betablocker bei ihnen vor allem in der Anfangsphase einer medikamentösen Therapie nicht eingesetzt werden.

DIURETIKA

Zu dieser Gruppe gehören Wirkstoffe wie zum Beispiel Hydrochlorothiazid, Furosemid, Torasemid, Xipamid und Spironolacton. Hydrochlorothiazid wird häufig mit ACE-Hemmern oder Sartanen kombiniert. Furosemid und Torasemid sind sogenannte Schleifendiuretika, die besonders stark entwässernd wirken, aber gleichzeitig viele Salze ausschwemmen. Spironolacton ist ein kaliumsparendes Diuretikum, das bewirkt, dass die Nieren vor allem Kochsalz (Natriumchlorid) ausscheiden, aber nur wenig Kalium. Spironolacton wird vor allem bei Herzschwäche eingesetzt, weil sich in Studien gezeigt hat, dass sich damit die Sterblichkeit besonders gut verringern lässt.
Alle Diuretika sind entwässernde Medikamente, die bewirken, dass die Nieren dem Blut mehr Salz und infolgedessen dem Gewebe mehr Wasser entziehen und ausscheiden. Sie dürfen bei hohem Blutdruck jedoch nur sehr niedrig dosiert werden, sonst schwemmen sie nicht nur Wasser, sondern zu viele Salze aus, insbesondere Kalium. Ein dadurch entstehender Kaliummangel im Blut kann Herzrhythmusstörungen fördern.

KALZIUMANTAGONISTEN

Zu dieser Gruppe gehören Wirkstoffe wie zum Beispiel Amlodipin, Diltiazem, Nifedipin, Nitrendipin, Verapamil sowie weitere Substanzen mit der Endsilbe -dipin. Kalziumantagonisten blockieren den Einstrom von Kalzium in die Muskelzellen, worüber sonst die Blutgefäße eng gestellt werden. Wird der Kalziumeinstrom verhindert, bleiben auch die Blutgefäße erweitert, und der Blutdruck sinkt.

Retardmittel

Nifedipin dürfen Sie bei hohem Blutdruck grundsätzlich nur in der retardierten Form einnehmen, weil es – wie Studien ergeben haben – sonst das Risiko für einen Herzinfarkt oder Schlaganfall sogar noch erhöht!

Die Wirkstoffe Diltiazem und Verapamil verlangsamen gleichzeitig den Herzschlag, während ihn Nifedipin und andere -dipine eher beschleunigen, mit Ausnahme von Amlodipin und Nitrendipin sowie Nifedipin in retardierter Form (das heißt, mit verzögerter Wirkstoff-Freisetzung).
In Studien hat sich gezeigt, dass Amlodipin und Nitrendipin die Sterblichkeit an Herzinfarkt und Schlaganfall verringern können. Bei allen anderen Kalziumantagonisten ist dies nur dann der Fall, wenn sie zusammen mit weiteren blutdrucksenkenden Mitteln gegeben werden, zum Beispiel in Kombination mit ACE-Hemmern oder mit Diuretika.

SARTANE

Zu dieser Gruppe gehören Wirkstoffe wie Candesartan, Losartan, Telmisartan und Valsartan sowie weitere Substanzen mit der Endung -sartan. Sartane verhindern die Wirkung des Hormons Angiotensin II, indem sie die Bindungsstellen für dieses Hormon besetzen. Dann bleiben die Blutgefäße weit gestellt und der Blutdruck sinkt.

Sartane sind fast genauso gut geprüft wie ACE-Hemmer und diesen deshalb ebenbürtig. Auch sie wirken sich günstig auf die Herzkraft aus, weshalb sie gut anwendbar sind, wenn bereits eine Herzschwäche besteht. Außerdem können sie Folgeerkrankungen des hohen Blutdrucks wie Herzinfarkt, Schlaganfall und Nierenversagen verhindern, vor allem, wenn gleichzeitig Diabetes besteht.

Anthroposophische Medikamente

Anthroposophische Medikamente sind darauf ausgerichtet, Einseitigkeiten in der Konstitution auszugleichen. Sie senken den Blutdruck meist nicht akut und schnell, sondern wirken eher im Sinne einer langfristigen Umstimmungstherapie. Diese Mittel sollten deshalb in der Regel zwei Monate lang eingenommen werden, bevor man erkennen kann, ob und wie nachhaltig sie wirken. Da sie so gut wie keine unerwünschten Wirkungen haben, spricht nichts gegen eine langfristige Einnahme, auch über Jahre hinweg.
Bewährt hat sich, die Medikamente rhythmisch anzuwenden – acht Wochen Einnahme wechseln sich ab mit vier Wochen Pause.
Vielleicht wird Ihnen manches an diesen Medikamenten eigenartig vorkommen: Warum soll Meteoreisen die Willenskräfte stärken oder Phosphor Licht in den Organismus tragen und den Stoffwechsel aktivieren können? Vieles erschließt sich jedoch, wenn Sie sich

Die Anthroposophische Medizin

In der Anthroposophischen Medizin bilden leibliches und seelisches Leben des Menschen zusammen mit seiner Individualität eine Einheit, wobei sich die einzelnen Anteile gegenseitig beeinflussen, was in Diagnostik und Therapie berücksichtigt wird.

Die Anthroposophische Medizin speist sich aus drei Quellen: der naturwissenschaftlichen Medizin, einem ganzheitlichen Naturverständnis und geisteswissenschaftlichen Erkenntnissen über Seele und Sein des Menschen. Sie ist keine »Alternativmedizin« – sie will die konventionelle Medizin nicht ersetzen. Vielmehr setzt sie alles ein, was die naturwissenschaftliche Forschung an nützlichen Erkenntnissen bereithält: Medizintechnik, Laborkontrollen, Operationen, Intensivmedizin, Strahlentherapie, Medikamente (von Antibiotika bei Infektionen über Cortison bei Entzündungen bis zu Antikörpern bei Krebserkrankungen). Zudem bedient sie sich vieler Heilmittel aus der Natur. Sie betrachtet den Menschen in seiner Gesamtpersönlichkeit und mit seinen Lebensbesonderheiten. Denn jeder Mensch ist einzigartig, und jede Behandlung ist es ebenfalls.

Therapeutisch nutzt die Anthroposophische Medizin sowohl Verfahren, denen sich der Patient passiv überlässt (etwa Massagen, Einreibungen, Wickel und Auflagen), als auch Methoden, die ihn als aktiv Handelnden mit einbeziehen. Dazu gehören vor allem die Kunsttherapien *(siehe Seite 122)* wie Sprachgestaltung, Musik, Malen, plastisches Gestalten sowie Gesprächstherapie (Psychotherapie, Biografiearbeit), Ernährung, Bewegung, Physiotherapie und Entspannungsverfahren. Darüber hinaus wird die Heileurythmie eingesetzt, eine spezielle Bewegungstherapie mit Sprache, Gebärden und Musik. Ziel ist es, Formkräfte im Menschen wachzurufen, die aufgrund einer Krankheit verloren gegangen sind, oder vegetative Vorgänge und Organfunktionen zu beeinflussen.

Die medikamentöse Therapie besteht zum einen aus anthroposophischen Arzneimitteln auf natürlicher Basis, deren Komposition durch die typischen Charakteristika einer Krankheit bestimmt wird. Zum anderen sind es Mittel, die sich an der individuellen Konstitution des Patienten orientieren und die Selbstheilungskräfte anregen. Welche Mittel der Arzt wählt, ob als Gesamtextrakt oder in einer homöopathischen Potenz, richtet sich nach Art und Verlauf der Erkrankung, Symptomen, Krankheitsdauer, Kräftezustand, Alter und vor allem nach der inneren und äußeren Aktivität des Patienten.

darauf einlassen, eine Pflanze genau zu betrachten: Der Wuchs, die Blattstellung, die Gestalt der Blüte und andere Details sagen etwas aus über Eigenschaften und Besonderheiten. Daraus lassen sich – ähnlich wie bei Metallen und Mineralien – Qualitäten ableiten, die therapeutisch genutzt werden können.

CARDIODORON®

Cardiodoron® (rezeptpflichtig, als Tropfen und alkoholfrei als Cardiodoron® Rh Tabletten erhältlich) ist aus drei Pflanzen komponiert: Primel, Bilsenkraut und Eselsdistel.
Außer Bilsenkraut, das aufgrund der darin enthaltenen Alkaloide einen zu schnellen Herzschlag verlangsamen kann, haben die Pflanzenextrakte keinen direkt fassbaren Bezug zum Herz-Kreislauf-System. Ihre Wirkung ist weniger stofflich begründet als vielmehr aus den jeweiligen Charakteristika und dem Wesen der drei Pflanzen abgeleitet. Primel, Bilsenkraut und Eselsdistel repräsentieren zwei Polaritäten und die ausgleichende Mitte und regen daher die harmonisierenden Kräfte des rhythmischen Systems (also von Lunge, Herz und Kreislauf) an.

- ***Die Primel*** *(Primula veris) ist mit ihrem angenehmen Duft und ihren hellgelben zarten Blüten ein Symbol des Frühlings. Sie ist der Schlüssel zum Himmel und damit zum Licht, indem sie die wachstumsfördernde Kraft des Lichts repräsentiert, worauf ihr alter Name »Himmelsschlüssel« Bezug nimmt. Denn die Primel (auch als Schlüsselblume bekannt) wächst weniger aufgrund der Wärme als durch die Kraft des Lichts: Sie blüht unmittelbar nach Abtauen des Schnees in noch sehr kaltem, feuchtem Boden. In ihr sammelt sich alle Lebenskraft, die sie in Form des Arzneimittels auch beim Menschen aktivieren kann.*
  Zudem enthält die Primel Saponine, seifenähnliche Substanzen, die bewirken, dass sich Wasser und Luft mischen. Um diesen Vorgang geht es auch bei der Atmung, die eng mit der Herz-

Eine Medizin für unsere Zeit

Anthroposophische Medizin ist so zeitgemäß, weil sie den Menschen in seiner gesamten Persönlichkeit berücksichtigt. Denn Patienten wollen nicht mehr nur auf ihre Krankheit reduziert werden, sondern als Partner des Arztes/der Ärztin die Therapie mitgestalten: ein wichtiger Schritt in Richtung gesundheitliche Eigenverantwortung.

Niemals ohne Arzt

Handeln Sie bei hohem Blutdruck nie auf eigene Faust, sondern sprechen Sie sich stets mit dem Hausarzt ab. Sollte er nicht respektieren, dass Sie versuchen wollen, den Blutdruck möglichst auf natürliche Weise zu senken, können Sie sich an einen naturheilkundlich orientierten Arzt wenden. Er wird Sie dabei unterstützen!

Zwei Mittel für jeden Typ

Bei der Behandlung des hohen Blutdrucks ist es wichtig, die Schwingungsfähigkeit der Blutdruckregulation aufrechtzuerhalten. Hierfür werden die Arzneimittel Cardiodoron® und Aurum metallicum praeparatum eingesetzt. Sie sind für alle drei Konstitutionstypen geeignet.

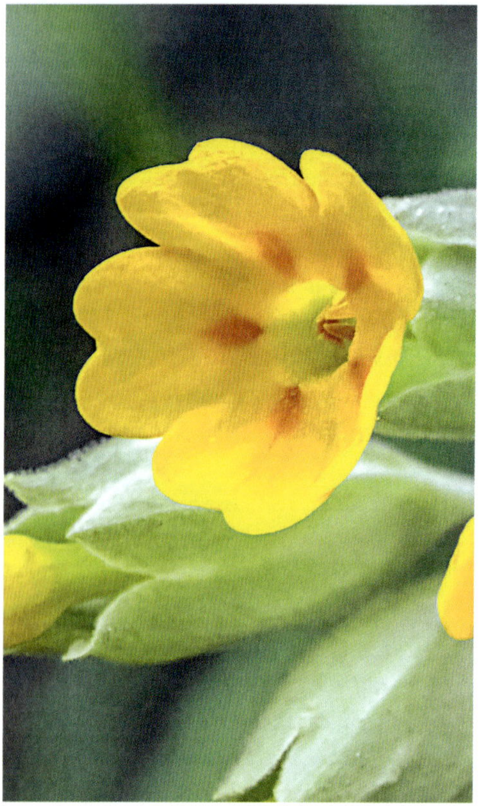

Sonnig-gelber Frühlingsbote: die Primel, früher auch »Himmelsschlüssel« genannt

tätigkeit verknüpft ist: Gasförmiges und Flüssiges verbinden sich in den Lungenbläschen beim Gasaustausch, wenn Sauerstoff aus der Luft ins Blut aufgenommen und Kohlendioxid aus dem Blut in die Atemluft abgegeben wird. In den Kapillaren im Körper erfolgt die Abgabe des Sauerstoffs an das Gewebe und die Aufnahme des Kohlendioxids ins Blut. Über die Saponine kann die Primel diese Vorgänge anregen.

- ***Das Bilsenkraut** (Hyoscyamus niger) bildet den Gegensatz zur lichten Primel. Es wächst am Rande der Zivilisation auf Mülldeponien. Die violettbraun geäderten Blüten verströmen einen unangenehmen Geruch. Damit stellt Bilsenkraut den irdischen Gegenpol zu den Himmelsschlüsseln dar und »erdet« deren Kräfte. Es zeigt einen deutlich gegliederten Aufbau von Blüte und Blatt, woraus eine stark rhythmische Anordnung der Samenkapseln entlang des Stängels resultiert, und hat daher eine hohe Affinität zum Herzen als rhythmisches System. Es enthält die Alkaloide Hyoscyamin und Scopolamin, die schon in kleinen Mengen krampflösend wirken, einen zu schnellen Herzschlag verlangsamen und einen erhöhten Blutdruck senken.*
- ***Die Eselsdistel** (Onopordum acanthium) ist eine zweijährige Pflanze, die im ersten Jahr nur eine bodenständige Blattrosette über einer Pfahlwurzel ausbildet. Im zweiten Jahr wächst sie zu einer dekorativen, kandelaberförmigen Pflanze empor, die nicht selten eine Höhe von zweieinhalb Metern erreicht. In diesem Wachs-*

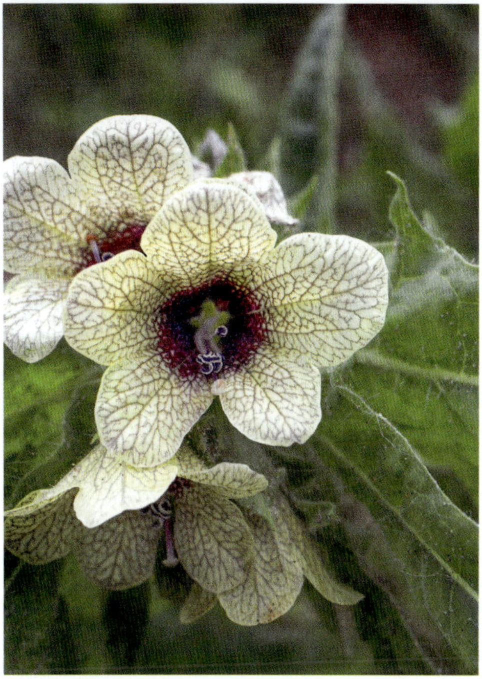

Die kleinen Blüten des Bilsenkrauts verströmen einen unangenehmen Geruch

tum zeigt die Eselsdistel ihre starken Aufbau- und Vitalkräfte. Gleichzeitig werden Abbaukräfte erkennbar: In Bodennähe welken die großen Blätter früh, noch bevor die Pflanze blüht. Im Spätherbst bleibt von der silbrig-hellgrünen Schönheit nur noch ein braunes Gerippe übrig, das beim ersten Windstoß umfällt; die ehemals starke Pfahlwurzel hat sich völlig zersetzt. Als Distel mit großen, spitzen und scharfkantigen Stacheln hat die Pflanze starke Formkräfte, wirkt majestätisch und abweisend. Gleichzeitig zieht sie durch ihre feingliedrige und ausdrucksvolle Gestalt und ihre purpurfarbenen zarten Blüten alle Blicke auf sich. Für Cardiodoron® werden nur diese Blüten verwendet, die die ganze Pflanze in ihren Eigenschaften repräsentieren, aber auch einen engen Bezug zur Seele haben, weil sie die Empfindungswelt ansprechen. Hier berühren sich Wachstums- und Seelenkräfte, indem Insekten und Nektar saugende Vögel von den Blüten

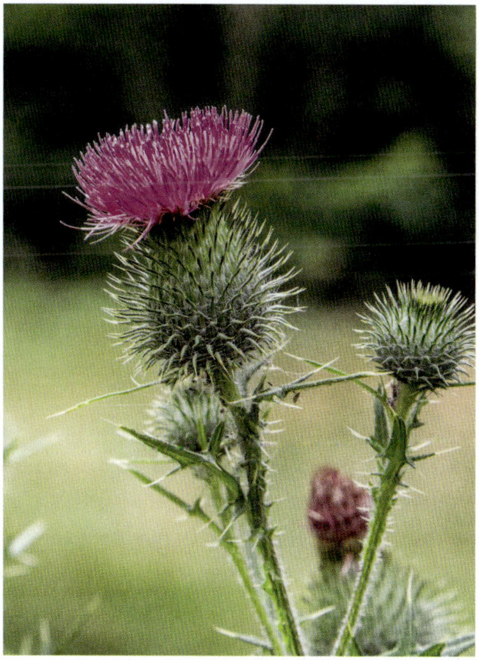

Zarte violette Blüten trägt die Eselsdistel an den Spitzen ihrer stacheligen Zweige

angezogen werden. Umgekehrt ist die Pflanze darauf angewiesen, dass die Tierwelt die Blüten bestäubt und damit die Fortpflanzung ermöglicht. Pflanze und Tier brauchen diesen Austausch und sind füreinander da.
Auch im Herzen vereinigen sich diese beiden Qualitäten: Der Blutfluss als solcher ist Ausdruck des Lebens und wird reguliert über die Empfindungskräfte, die den Herzschlag beeinflussen. Die Blüten der Eselsdistel stärken mit den in ihnen gebündelten Auf- und Abbaukräften das Zusammenspiel von Lebendigem und Seelischem und damit die rhythmischen Vorgänge im gesamten Organismus.

AURUM METALLICUM PRAEPARATUM (D6 BIS D30)

Gold besitzt als Metall Eigenschaften, die sich mit denen des Herzens vergleichen lassen. Das Herz schafft den rhythmischen Ausgleich zwischen größtmöglicher Ansammlung und Verdichtung des Blutes in den Herzkammern und größtmöglicher Ausdehnung bis hinein in die entferntesten Kapillaren. Gold ist nahezu doppelt so schwer wie Blei und weist eine besonders hohe Dichte auf. Gleichzeitig lässt es sich wie kein anderes Metall zu einem hauchfeinen Blättchen auswalzen, das dünner ist als ein Zehntausendstelmillimeter. Und ebenso kann man aus nur einem Gramm Gold einen Draht ziehen, der zwei Kilometer lang ist!
Gold kann die Eigenschaften des Herzens, sich zusammenzuziehen und wieder auszudehnen, verstärken und gleichzeitig harmonisieren und auf die gesamte Kreislauffunktion unterstützend wirken.
Als Medikament gibt es Gold in homöopathischer Zubereitung als Aurum metallicum praeparatum (Pulver, Tropfen) in den Potenzen D6 bis D30 (Tropfen ab D10) oder auch in Kombination mit anderen Stoffen, zum Beispiel Bilsenkraut und Lavendel.

Was heißt »metallicum praeparatum«?

Der Zusatz »metallicum praeparatum« (abgekürzt »met. praep.«) bedeutet, dass das Medikament aus einem Metallspiegel hergestellt wurde: Das Ursprungsmetall (zum Beispiel Gold, Silber, Kupfer, Eisen) wird durch ständige Wärmezufuhr im Vakuum verflüssigt und schlägt sich als Metallspiegel an einem Glasgefäß nieder. Dieser Spiegel wird abgekratzt und als Pulver weiterverarbeitet. Durch den Hitzeprozess wird das Millionen Jahre alte Metall, das aus dem Erdreich gewonnen wurde, gereinigt und »verjüngt«. Es nimmt den Zustand an, in dem es war, bevor es sich in der Erde abgelagert hat: Dampf. Das sich niederschlagende Kondensat entspricht deshalb diesem ursprünglichen, reinen, kosmischen Metall. Es ist aktiver und dynamischer als das Metall aus der Erde.

Medikamente für den Stress-Typ

Beim Stress-Typ ist darauf zu achten, dass die Nebenwirkungen der konventionellen Arzneimittel nicht ausgerechnet seine Schwachpunkte verstärken. Daneben gibt es eine Reihe von anthroposophischen Konstitutionsmitteln, die dazu beitragen können, übererregte Nerven zu beruhigen und den Blutdruck zu senken.

KONVENTIONELLE MEDIKAMENTE

Wenn der Blutdruck mit dem typenorientierten Handlungsprogramm und den unterstützenden anthroposophischen Mitteln nicht ausreichend sinkt oder ein hoher Blutdruck akut gesenkt werden muss, sind für eine Behandlung mit konventionellen Medikamenten entweder ACE-Hemmer oder Sartane am ehesten geeignet.

Diuretika sollten sehr zurückhaltend und wenn überhaupt, dann sehr niedrig dosiert eingesetzt werden. Da Stress-Typen dazu neigen, wenig zu trinken, ist die Blutmenge im Kreislauf relativ klein. Diuretika würden sie noch stärker reduzieren, was bei langfristiger Anwendung die Nieren schädigen kann.

Wenn der Blutdruck und obendrein die Herzfrequenz zu hoch sind (über 90 Schläge pro Minute), verordnen Ärzte gern Betablocker. Stress-Typen sind dafür also prädestiniert. Diese Medikamente verlangsamen zwar den Herzschlag oft auf unter 60 Schläge pro Minute, lösen aber das Grundproblem nicht. Kein Patient wird dadurch widerstandsfähiger oder weniger dünnhäutig, bekommt davon wärmere Hände oder eine robustere Gesamtkonstitution. Vielmehr verleitet der langsamere Puls und der niedrigere Blutdruck zu der Annahme: Alles bestens, ich kann weitermachen wie bisher.

Wer genau hinhorcht, wird merken, dass Betablocker nicht nur die Stress-Problematik dämpfen – sondern auch das Empfinden. Statt den Menschen zu beleben und zu durchwärmen, tragen sie vielmehr dazu bei, ihn gegen die Botschaften von Körper und Seele abzustumpfen. Es gilt deshalb, gut abzuwägen, ob ein Betablocker wirklich notwendig ist oder ob andere Maßnahmen zur Blutdrucksenkung ausreichen.

Anders ist die Situation, wenn sich bereits ein Herzinfarkt ereignet hat oder Herzrhythmusstörungen wie Vorhofflimmern oder ein zu schneller Herzschlag (Tachykardie) vorliegen. Dann können Betablocker tatsächlich das Leben verlängern.

ANTHROPOSOPHISCHE MEDIKAMENTE

Hier steht im Vordergrund, sowohl der seelischen Anspannung als auch der körperlichen Auszehrung gegenzusteuern.

- ***Argentum metallicum praeparatum*** *(Pulver, ab D8 auch als Tropfen) trägt dazu bei, alle vegetativen Prozesse wie den Blutdruck, die Atmung, die Zellteilung, den Herzschlag, die Verdauung, die Körpertemperatur, den Stoff-*

Diese Wirkstoffe nicht kombinieren

Sartane dürfen Sie nicht mit ACE-Hemmern kombinieren, sonst droht eine erhöhte Gefahr für plötzlichen Herztod und Nierenschäden bis hin zum Nierenversagen mit der Notwendigkeit einer Blutwäsche (Dialyse).
Das ergab eine Ende 2008 veröffentlichte Studie an über 25 000 Hochdruckpatienten, die mit dem ACE-Hemmer Ramipril, dem Sartan Telmisartan oder einer Kombination aus beiden Medikamenten behandelt wurden. Damit hat sich die Hoffnung zerschlagen, dass beide Wirkstoffe zusammen besser wirken als nur einer allein.

wechsel und die Drüsensekretion gegen belastende seelische Einflüsse abzuschirmen.

- ***Bryophyllum** (Keimzumpe, Pulver) ist ein wunderbares Mittel, um körperlicher Auszehrung gegenzusteuern und die Kraftreserven wieder aufzufüllen. Diese Heilpflanze wirkt ebenso beruhigend und entspannend wie aufbauend und kräftigend. Ihre starken vegetativen Kräfte zeigt sie, indem sie an den Blatträndern unzählige kleine neue Keimlinge bildet, die sich lösen und dank der schon vorhandenen kleinen Würzelchen sofort eine neue Pflanze entstehen lassen. Erst zum Schluss, wenn sich der gesamte Blattwuchs entfaltet hat, beginnt sie zu blühen und stirbt danach ab. Bis dahin hat sie Tausende von Nachkommen geschaffen. Bryophyllum regt vor allem den Stoffwechsel an – das lässt besser entspannen und schlafen. Die Wirkung ist recht schnell, meist schon innerhalb eines Tages, spürbar.*
- ***Hyoscyamus Rh D3/D6** (Bilsenkraut, Tropfen, als D3 rezeptpflichtig) hilft, wenn Sie seelisch stark unter Druck stehen. Durch das darin enthaltene Scopolamin und Hyoscyamin schlägt das Herz nicht mehr so schnell; auch der Blutdruck sinkt. Bilsenkraut kann auf diese Weise die Entspannung fördern.*

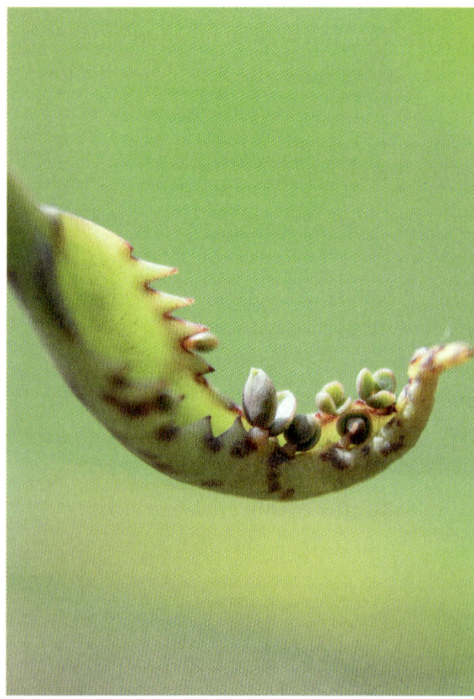

Unzählige neue kleine Keimzumpen-Triebe bilden sich an den Blatträndern der Pflanze

- ***Aurum/Hyoscyamus comp.*** *(Tropfen) ist eine Komposition aus Bilsenkraut mit potenziertem Gold und Antimon (Stibium). Dieses Mittel ist vor allem sinnvoll, wenn der Blutdruck entgleist und gleichzeitig mit nervösem Herzstolpern, Herzklopfen und Angst einhergeht.*
- ***Hyoscyamus/Valeriana*** *(Tropfen, rezeptpflichtig) wirkt ausgleichend und entspannend, wenn der Blutdruck nachts ansteigt oder zu hoch bleibt und Ein- oder Durchschlafschwierigkeiten bestehen. Zusätzlich zu Bilsenkraut ist Baldrian enthalten, ein bekanntes natürliches Schlafmittel.*
- ***Aurum/Belladonna comp.*** *(Tropfen) ist das richtige Mittel, wenn Sie als Stress-Typ zu etwas mehr Körperfülle neigen und leicht einen roten Kopf bekommen, wenn der Blutdruck steigt. Neben Gold und Bilsenkraut enthält es Tollkirsche (Belladonna) in der Potenz D10. Belladonna löst Gestautes und Verfestigtes und wirkt entkrampfend – genau das Richtige, wenn Sie sich unter Stress leicht verspannen.*
- ***Aurum/Lavandula comp.*** *(Salbe) können Sie als Salbenlappen abends auf Ihre Herzregion legen und über Nacht dort belassen (siehe Seite 118). Das wirkt ungemein wohltuend und entspannend. Die Salbe besteht aus Gold, Lavendel und Rose, was Sie sofort an dem angenehmen Duft merken werden.*
- ***Neurodoron***® *(Tabletten), eine Komposition aus Aurum metallicum praeparatum, Kalium*

Homöopathische Potenzierung

Homöopathische Arzneimittel sind immer »potenziert«. Das heißt, die Ausgangssubstanz, meist eine Urtinktur als Gesamtextrakt aus einer Heilpflanze, wird im Verhältnis 1:10 (D-Potenzen), 1:100 (C-Potenzen) oder 1:50 000 (LM-Potenzen) mit destilliertem Wasser verdünnt. Die Bezeichnung D3 bedeutet, dass der Ausgangsstoff dreimal im Verhältnis 1:10 potenziert wurde.

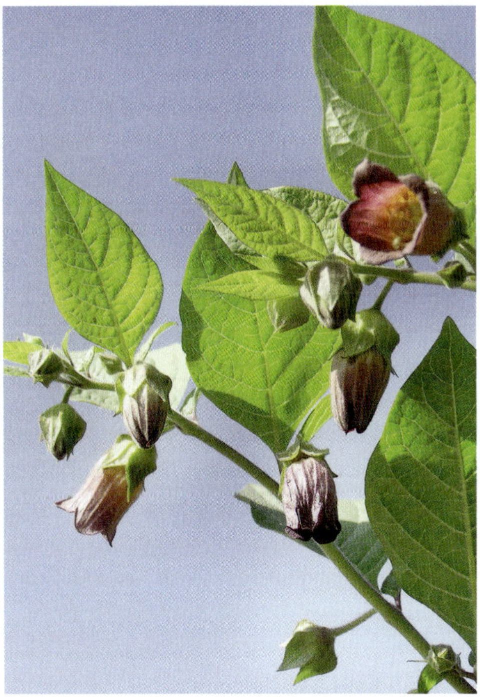

Belladonna (Tollkirsche) wirkt entkrampfend – für Stress-Typen ist das besonders hilfreich

Ein Herz-Salbenlappen beruhigt

Für einen Herz-Salbenlappen streichen Sie etwa einen Zentimeter Aurum / Lavandula-comp.-Salbe auf ein handtellergroß zusammengefaltetes Baumwolltaschentuch. Legen Sie die Salbenseite auf die Brustregion über dem Herzen auf und gehen Sie damit schlafen. Wenn Sie ein eng anliegendes Unterhemd überziehen, bleibt der Salbenlappen meist gut an Ort und Stelle. Solange er gut duftet, können Sie ihn immer wieder verwenden. Danach waschen Sie das Taschentuch mit der Kochwäsche. Dieser Herz-Salbenlappen ist auch bei unruhigen, zappeligen Kindern sehr beliebt!

phosphoricum und Ferrum-Quarz, ist ein universelles Anti-Stress-Mittel. Gold wirkt ausgleichend und harmonisierend auf das Herz-Kreislauf-System; Kalium ist an allen Stoffwechselvorgängen der Körperzellen beteiligt, Phosphor ist ein Träger von Licht und Wärme, und die Verbindung von beiden in Form von phosphorsaurem Kalium intensiviert den Aufbaustoffwechsel.

Die Verbindung von Eisen (Ferrum) mit Quarz und Schwefel (Sulfur) in Ferrum-Quarz schafft zudem eine Brücke zwischen Atmung und Stoffwechsel. In dieser Komposition wirkt Neurodoron® kräftigend auf alle Stoffwechselvorgänge und schenkt dem geschwächten Organismus neue Kraft.

Medikamente für den Bauch-Typ

Beim Bauch-Typ geht es in erster Linie darum, die konventionelle Bluthochdrucktherapie in eine Richtung zu steuern, die das Aktivwerden unterstützt und nicht unterbindet. Darüber hinaus sind verschiedene Medikamente aus der Anthroposophischen Medizin sinnvoll.

KONVENTIONELLE MEDIKAMENTE

Angezeigt sind hier in erster Linie Substanzen, die in den Stoffwechsel der Nebenniere eingreifen und verhindern, dass diese Hormone ausschüttet, die die Blutgefäße verengen. Dazu gehören ACE-Hemmer *(siehe Seite 107)* und Sartane *(siehe Seite 109)*. Sie haben außerdem den Vorteil, dass sie die Nieren schützen, was besonders wichtig ist, wenn Sie gleichzeitig Diabetes oder ein hohes Risiko dafür haben. Darüber hinaus sind auch entwässernde Medikamente (Diuretika) sinnvoll – weil sie verhindern, dass Ihr Körper durch Flüssigkeitsansammlungen aufgeschwemmt wird. Bauch-Typen neigen zu solchen Einlagerungen. Meist werden Diuretika allerdings zu hoch dosiert. Achten Sie deshalb darauf, dass der Arzt mit einer möglichst niedrigen Dosis beginnt. Zum Beispiel genügen als Tagesdosis bei Hydrochlorothiazid 12,5 Milligramm pro Tag, bei Chlortalidon 12,5 Milligramm, bei Indapamid 2,5 Milligramm, bei Xipamid 10,0 Milligramm, bei Furosemid 20,0 Milligramm, bei Piretanid

6,0 Milligramm und bei Spironolacton 25,0 Milligramm. Diese Mengen sollten erst gesteigert werden, wenn sich zeigt, dass die Dosis nicht ausreicht, um den Blutdruck ausreichend zu senken. Bauch-Typen sollten – zumindest solange noch keine Organschäden vorhanden sind und sich kein Herzinfarkt oder Schlaganfall ereignet hat – möglichst nicht mit Betablockern *(siehe Seite 107)* behandelt werden. Denn die Wirkstoffe aus dieser Medikamentengruppe tragen eher dazu bei, Depressionen und Gewichtszunahme zu verstärken und einen womöglich bereits vorhandenen Typ-2-Diabetes zu verschlechtern. Beim Bauch-Typ können sie die Eigenaktivität und das Interesse an der Umwelt bremsen und sind in diesem Fall kontraproduktiv. Das ist nicht verwunderlich, denn Betablocker bremsen das sympathische Nervensystem und führen auf diese Weise zu einer schläfrigen, trägen Grundstimmung.

Betablocker dämpfen Spannung und Antrieb

Wenn zur Nervösität neigende Menschen kurz vor einem großen Auftritt einen Betablocker zu sich nehmen, kann es ihnen gelingen, damit ihr Lampenfieber so weit zu dämpfen, dass gerade noch ausreichend Spannung für eine gelungene Bühnenpräsenz erhalten bleibt. Bei Bauch-Typen, die zur Bequemlichkeit neigen, ist diese dämpfende Wirkung allerdings gänzlich unerwünscht. Erst wenn innere Organe durch die überstimulierten Sympathikusnerven unentwegt gepusht werden und dadurch verursachte Schäden zu befürchten sind, können Betablocker vor dieser »Peitsche« schützen. Dann sind sie auch sinnvoll.

ANTHROPOSOPHISCHE MEDIKAMENTE

Eine ganze Reihe von Konstitutionsmitteln sind geeignet, beim Bauch-Typ die typischen Einseitigkeiten auszugleichen:

- ***Ferrum sidereum*** *(Meteoreisen, D10 und D12 als Pulver, D20 als Tabletten), das »Sterneneisen«, stammt aus Meteoriten, die aus dem Weltall auf die Erde gefallen sind. Dieses kosmische Eisen ist im Vergleich zu den irdischen Eisenerzen sehr jung. Eisen ist das Atmungsmetall des Blutes, weil es im Zentrum des roten Blutfarbstoffs (Hämoglobin) steht. Es hat die Fähigkeit, durch den Transport von Sauerstoff einerseits und Kohlendioxid andererseits die Atmung mit dem Stoffwechselgeschehen zu verbinden. Eine gesunde Stoffwechseltätigkeit, die durch Eisen gut angeregt werden kann, ist wiederum die Voraussetzung für einen starken Willen. Meteoreisen nehmen Sie zwei Monate lang ein, anschließend folgen zwei Monate Pause. In diesen Rhythmen kann die Einnahme wiederholt werden, solange es nötig erscheint.*
- ***Ferrum metallicum praeparatum*** *(Pulver) ist irdisches Eisen, das über die Herstellung eines Metallspiegels »verjüngt« wurde* *(siehe Seite 114)**. Es soll die Wirkung von Meteoreisen und die Willensentfaltung unterstützen.*

- *~* ***Cuprum metallicum praeparatum*** *(Pulver) ist homöopathisch aufbereitetes Kupfer, das ebenfalls als Metallspiegel verarbeitet wurde (siehe Seite 114). Es wirkt durchwärmend und aktiviert den gesamten Stoffwechsel. Außerdem macht es empfindsam und wirkt krampflösend. So kann es einen hohen Blutdruck senken, der durch Stauungen und einen zu kompakten Leib bedingt ist.*
- *~* ***Hypericum Auro cultum, Herba D2 und D3*** *(Tropfen, rezeptpflichtig) ist homöopathisch aufbereitetes Johanniskraut, ein bewährtes Mittel gegen Depressionen. Es wird aus Pflanzen gewonnen, die drei Jahre lang mit goldhaltigem Dünger in homöopathischer Zubereitung gedüngt wurden. Das verstärkt die Lichtqualitäten der Pflanze; sie kann so die Stimmung noch besser aufhellen.*

Medikamente für den Chaos-Typ

Beim Chaos-Typ sind 24-Stunden-Blutdruckmessungen besonders wichtig. Es gilt herauszufinden: Wann und warum steigt der Blutdruck an? Wie und in welchen Situationen sollte man am besten gegensteuern? Danach richtet sich die Auswahl der Medikamente.

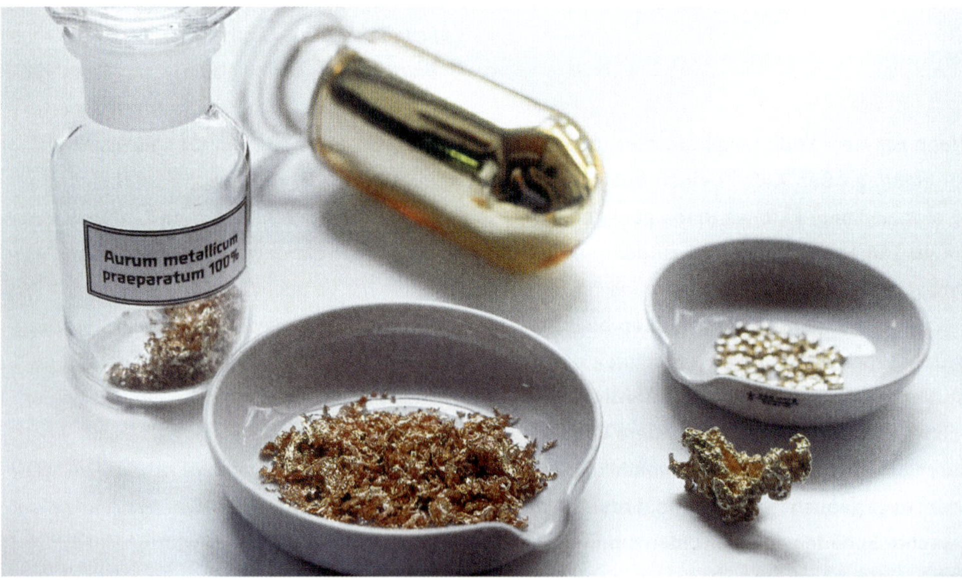

Gold (Aurum) wird zu einem Metallspiegel (hinten Mitte) arzneilich aufbereitet und dann potenziert

KONVENTIONELLE MEDIKAMENTE

Chaos-Typen sind prädestiniert für ACE-Hemmer oder Sartane. Betablocker sind für sie weniger gut, weil diese dem Blutdruck ein Korsett verpassen, das kaum Schwingungsfähigkeit zulässt.

Bei der Medikation ist es wichtig, dass der Arzt die Dosis sehr genau einstellt und mit der niedrigst möglichen Menge beginnt. Denn in den meisten Fällen reguliert sich der Blutdruck von allein, wenn Sie Ihre Lebensumstände entsprechend anpassen. Die Lebensweise hat hier wesentlich mehr Einfluss als jede Pille – es geht also in erster Linie darum, das natürliche innere Gleichgewicht wieder anzuregen.

ANTHROPOSOPHISCHE MEDIKAMENTE

Alle Konstitutionsmittel, die körpereigene Rhythmen beeinflussen, sind beim Chaos-Typ besonders nötig und wirksam:

- *Cardiodoron® (Tropfen, siehe Seite 111)*
- *Aurum metallicum praeparatum (Tropfen, siehe Seite 115)*
- *Aurum/Belladonna comp. (Tropfen, siehe Seite 117).*

Weitere Therapien

Im Folgenden beschreiben wir in aller Kürze weitere Therapieverfahren aus der Anthroposophischen Medizin, die Sie bereits in unseren Patientenbeispielen ab *Seite 59* kennengelernt haben.

HEILEURYTHMIE

Die Eurythmie ist eine Bewegungskunst, die durch Rudolf Steiner, den Begründer der anthroposophischen Geisteswissenschaft, zu Beginn des 20. Jahrhunderts entwickelt wurde. In der Medizin wird sie als Heileurythmie angewandt.

Heileurythmie verwendet Sprache, Laute, Gebärden und Musik und setzt diese in eine speziell gestaltete Bewegung um. Jedem Laut, Konsonant wie Vokal, entsprechen dabei eigene Gesten. Man geht davon aus, dass es zwischen den Bewegungsqualitäten dieser Laute und den Lebensvorgängen im Organismus eine enge Beziehung gibt, die sich therapeutisch nutzen lässt.

Heileurythmisten wählen in Absprache mit dem behandelnden Arzt einzelne Laute und Gesten aus und üben sie intensiv gemeinsam mit dem Patienten, um die gewünschten therapeutischen Effekte zu erzielen.

Die Übungen wirken gezielt anregend, stärkend und regulierend auf die rhythmischen Vorgänge, besonders auf Herz, Kreislauf und Atmung,

Einfluss auf Organfunktionen

Die Heileurythmie greift mit ihren Wirkungen tief in die Organfunktionen ein und ist deshalb bei hohem Blutdruck besonders geeignet, wenn nicht nur das Geistig-Seelische, sondern auch die Stoffwechsel- und Organfunktionen ins Gleichgewicht gebracht werden sollen.

aber ebenso auf die Tätigkeit der inneren Organe, auf die allgemeine Beweglichkeit und das Gleichgewicht. Einmal erlernt, lassen sie sich leicht dauerhaft in den Alltag integrieren.

ANTHROPOSOPHISCHE KUNSTTHERAPIEN

Anthroposophische Kunsttherapien mit Malen, Zeichnen und Plastizieren, Musik, Gesang und Sprachgestaltung dienen dem Ziel, die innere Harmonie des Organismus und der Seele wiederherzustellen.

Besondere Fähigkeiten sind dafür nicht erforderlich. Man muss weder ein Musikinstrument beherrschen noch musikalisch begabt sein noch gut zeichnen oder töpfern können. Bei allen Kunsttherapien geht es um das Erleben: Was spüre ich, wenn ich mit Aquarellfarben Rot und Blau auftrage? Welche Bilder und Gefühle steigen in mir auf, wenn ich einem Klumpen Ton eine bestimmte Form gebe? Was beginnt in mir zu klingen, wenn ich die Harfe zupfe, die Trommel schlage, die Glocke anspiele? Die aktive Auseinandersetzung mit Ton, Holz, Stein oder Farbe, mit Tönen, Melodien und Instrumenten, mit Sprache und Gesang lässt anders wahrnehmen, hören, sehen und fühlen. Damit eröffnen sich neue schöpferische Wege im Umgang mit der Umwelt, aber auch mit der eigenen Innenwelt, und somit für die Bewältigung einer Krankheit und seelischer Probleme.

Talent spielt keine Rolle

Anthroposophische Kunsttherapien erfordern keine besondere Begabung. Sie sind vielmehr darauf ausgerichtet, sich selbst und in sich eine spirituelle Dimension zu entdecken, um aus der Alltagsrealität herauszutreten.

RHYTHMISCHE MASSAGE

Die Kunst der Rhythmischen Massage wurde in der ersten Hälfte des 20. Jahrhunderts von den beiden Ärztinnen Dr. Ita Wegman und Dr. Margarethe Hauschka entwickelt. Sie beruht auf der klassischen Heilmassage, arbeitet jedoch mit anderen, abgewandelten Griffen und Techniken und verfolgt auch ein anderes Ziel. Die klassische Massage drückt, klopft, walkt und knetet Muskeln und Bindegewebe, um Verspannungen zu lockern. Die Rhythmische Massage dagegen regt mit saugenden und rhythmisch schwingenden, streichenden Bewegungen die Flüssigkeitsströme im Körper auf sanfte Weise an, um krankhaft verfestigte und verdichtete Strukturen zu lösen und wieder ins Fließen zu bringen. Nach jeder Behandlung ist eine Ruhepause von mindestens 30 Minuten obligatorisch, um die Wirkung zu optimieren.

Rhythmische Massage macht körperlich sowie seelisch durchlässiger und wacher. Sie durchwärmt den Körper, vertieft die Atmung, bessert Zustände von Schlaflosigkeit, Müdigkeit, Erschöpfung, Schmerzen, Verspannungen und Stauungen und senkt darüber auch den Blutdruck.

Service

BÜCHER, DIE WEITERHELFEN

Blech, Jörg
Die Heilkraft der Bewegung
Fischer Taschenbuch Verlag, Frankfurt/Main
Überzeugende Ermunterung, in Bewegung zu kommen

Hagemann, Christiane; Werner, Michael; Bopp, Annette
Vitaleurythmie. Stress bewältigen, Fähigkeiten entwickeln, Gesundheit stärken (Aethera)
Verlag Freies Geistesleben, Stuttgart
Ein Übungsprogramm, das Achtsamkeit und Bewegung sinnvoll kombiniert

Kabat-Zinn, Jon; Kroh von Fischer, Marion B.
Gesund durch Meditation. Das große Buch der Selbstheilung mit MBSR
Knaur Verlag, München
Vielfältige Möglichkeiten, mit Achtsamkeit bewusster und besser zu leben

Lown, Bernard
Die verlorene Kunst des Heilens
Suhrkamp Verlag, Berlin
Einer der renommiertesten Kardiologen der Welt wandelt sich vom dogmatischen Schulmediziner zum Befürworter einer ganzheitlich orientierten Medizin.

Lütz, Manfred
LebensLust
Pattloch Verlag, München
Ein höchst amüsantes und engagiertes Plädoyer für ein ganzheitlich orientiertes Leben

Servan-Schreiber, David
Die neue Medizin der Emotionen
Goldmann, München
Ein Wegweiser, um Stress, Angst und Depressionen besser zu bewältigen

GRÄFE UND UNZER VERLAG

Prof. Dr. Aloys Berg; Andrea Stensitzky; Prof. Dr. Daniel König
Cholesterin senken
Das Risiko für Herz und Gefäße durch cholesteringesunde Ernährung dauerhaft reduzieren.

Bopp, Annette; Breitkreuz, Thomas; Fried, Andreas; Gruber, Jakob
Das Herz stärken
Das ganzheitliche Programm. Eine wichtige und unterhaltsame Lektüre – nicht nur für Herzpatienten (nur noch als E-Book oder antiquarisch erhältlich)

Mannschatz, Marie
Meditation
Mehr Klarheit und innere Ruhe im Alltag finden durch Achtsamkeits- und Metta-Meditation; eine gute Anleitung für Meditationsanfänger; garantiert frei von Dogmen; Buch und CD

Mertens, Wilhelm; Oberlack, Helmut
Qigong
Den Körper lockern, den Geist beruhigen mit sanften Bewegungen; Buch und CD

Trökes, Anna
Yoga zum Entspannen
Übungen aus dem Hatha-Yoga, die helfen, Ruhe, Gelassenheit und die eigene Mitte zu finden

ADRESSEN, DIE WEITERHELFEN

Gemeinschaftskrankenhaus Herdecke
Gerhard-Kienle-Weg 4
D-58313 Herdecke
www.gemeinschaftskrankenhaus.de
Anthroposophisches Krankenhaus für die Akut- und Regelversorgung im Ruhrgebiet

Gemeinschaftskrankenhaus Die Filderklinik
Im Haberschlai 7
D-70794 Filderstadt
www.filderklinik.de
Anthroposophisches Krankenhaus für die Akut- und Regelversorgung bei Stuttgart

Gemeinschaftskrankenhaus Havelhöhe
Kladower Damm 221
D-14089 Berlin
www.havelhoehe.de
Anthroposophisches Krankenhaus für die Akut- und Regelversorgung in Berlin

Paracelsus-Krankenhaus Unterlengenhardt
Burghaldenweg 60
D-75378 Bad Liebenzell
www.paracelsus-krankenhaus.de
Fachklinik für Innere Medizin und Anthroposophische Medizin bei Bad Liebenzell

Verband Anthroposophischer Kliniken e.V.
Gerhard-Kienle-Weg 4
58313 Herdecke
www.anthro-kliniken.de
Dachverband aller anthroposophischer Kliniken in Deutschland, Italien und der Schweiz

Gesundheit Aktiv e.V.
Bürger- und Patientenverband
Gneisenaustraße 42
10961 Berlin
www.gesundheit-aktiv.de

Dachverband Anthroposophische Medizin in Deutschland e. V. (DAMiD)
Axel-Springer-Straße 54b
D-10117 Berlin
www.damid.de
Dachorganisation anthroposophischer Berufs- und Patientenverbände, des Klinikverbands, der gemeinnützigen Altenhilfe sowie der anthroposophischen Arzneimittelhersteller

Gesellschaft Anthroposophischer Ärzte in Deutschland e. V. (GAÄD)
Herzog-Heinrich-Straße 18
80336 München
www.gaed.de
Vermittelt bundesweit Adressen von niedergelassenen Anthroposophischen Ärzten

INTERNET-LINKS

www.achtsamkeit.info
Kurse in Focusing und Meditation der Achtsamkeit

www.rhythmen.de
Informationen zu Rhythmen und dem Einfluss des Hexameter-Sprechens

www.vitaleurythmie.de
Kurse zur Stärkung der Lebenskräfte und Stressbewältigung

BEZUGSADRESSEN

Dr. Heberer Naturheilmittel
Reuteweg 6
73087 Bad Boll
www.dr-heberer.de

Lichterde
Hälverstraße 64
58579 Schalksmühle
www.lichterde.de
Sehr gute ätherische und Körperöle

Wala Heilmittel GmbH/
Dr. Hauschka Kosmetik
Dorfstraße 1
73087 Bad Boll/Eckwälden
www.wala.de
Anthroposophische Heilmittel und Produkte zur Körperpflege; Apparaturen und Öle für Öldispersionsbäder

Weleda AG
Möhlerstraße 3
73525 Schwäbisch Gmünd
www.weleda.de
Anthroposophische Heilmittel und Produkte zur Körperpflege aus Naturstoffen

Sachregister

A/B

C/D

E/F

G/H

MEHR ENERGIE, MEHR WOHLBEFINDEN!

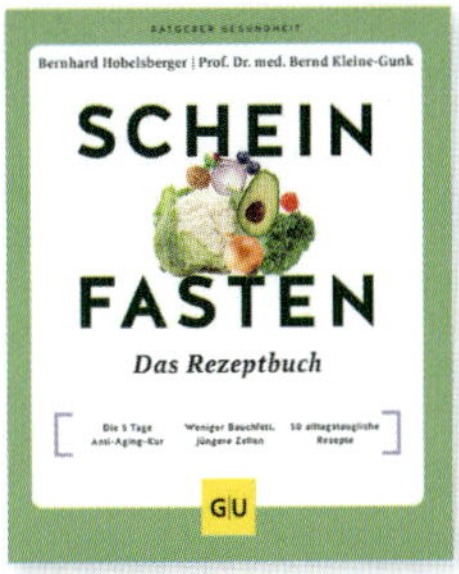

ISBN 978-3-8338-8719-2

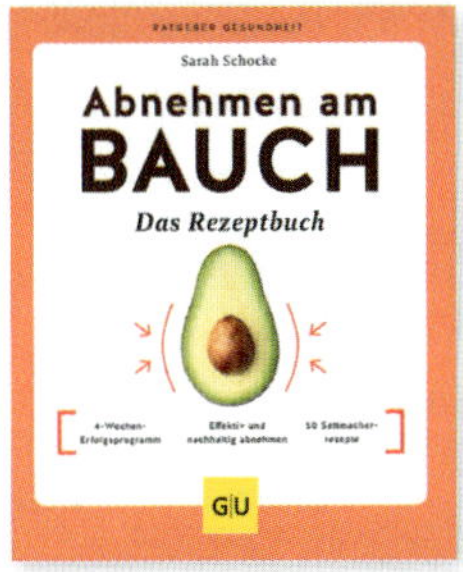

ISBN 978-3-8338-8738-3

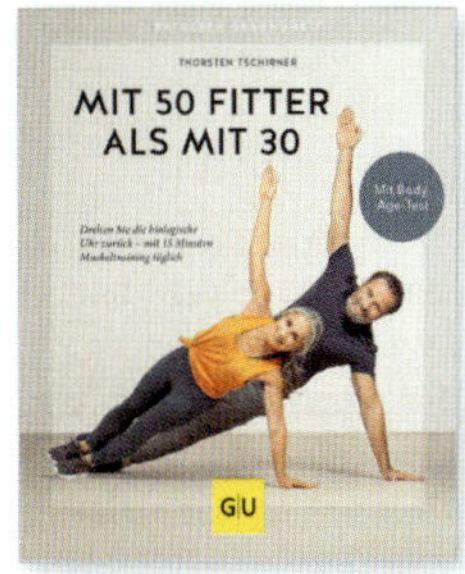

ISBN 978-3-8338-7551-9

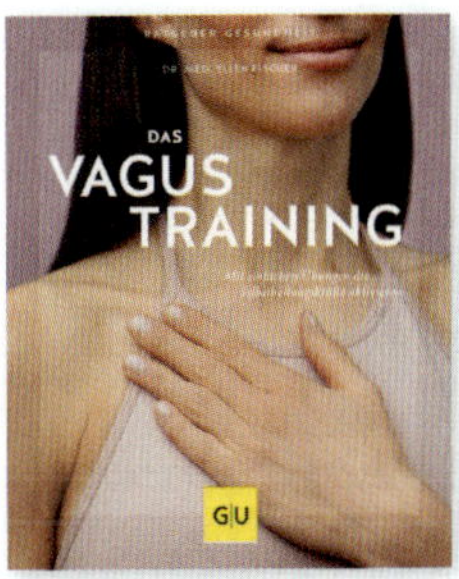

ISBN 978-3-8338-7879-4

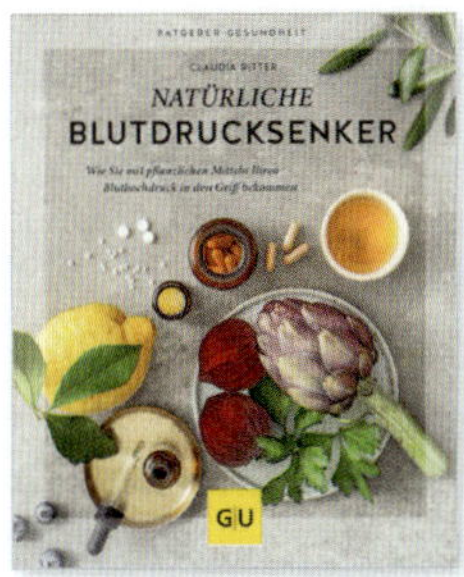

ISBN 978-3-8338-7807-7

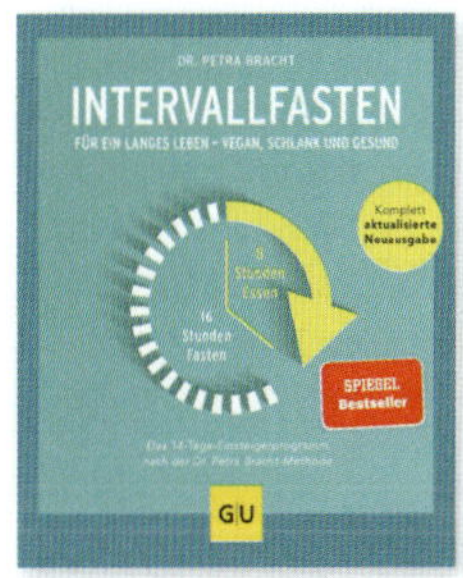

ISBN 978-3-8338-7417-8

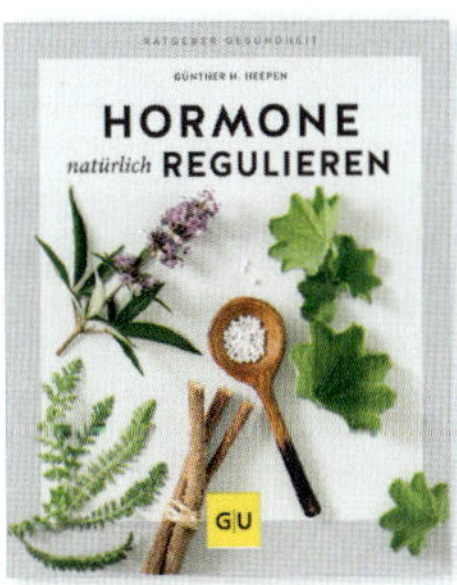

ISBN 978-3-8338-6914-3

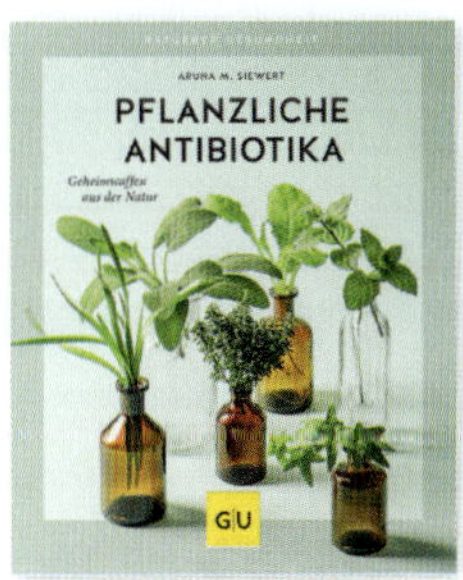

ISBN 978-3-8338-7593-9

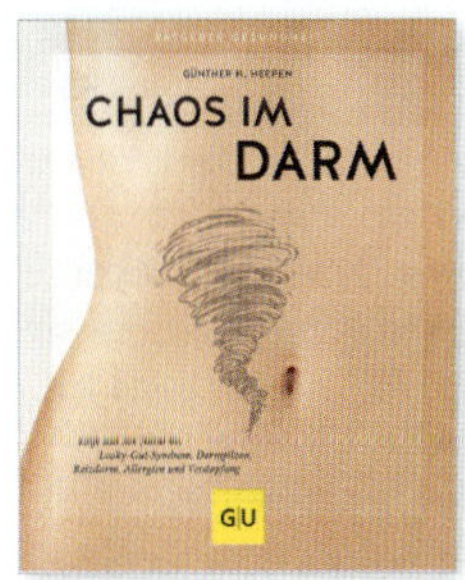

ISBN 978-3-8338-7620-2

Alle hier vorgestellten Bücher sind auch als eBook erhältlich.

G|U

Mehr von GU auf **gu.de** | **gu.verlag** | **gu.verlag**

LIEBE LESERINNEN UND LESER,

wir wollen Ihnen mit diesem Buch Informationen und Anregungen geben, um Ihnen das Leben zu erleichtern oder Sie zu inspirieren, Neues auszuprobieren. Wir achten bei der Erstellung unserer Bücher auf Aktualität und stellen höchste Ansprüche an Inhalt und Gestaltung. Alle Anleitungen und Rezepte werden von unseren Autoren, jeweils Experten auf ihren Gebieten, gewissenhaft erstellt und von unseren Redakteur*innen mit größter Sorgfalt ausgewählt und geprüft.

Haben wir Ihre Erwartungen erfüllt? Sind Sie mit diesem Buch und seinen Inhalten zufrieden? Wir freuen uns auf Ihre Rückmeldung. Und wir freuen uns, wenn Sie diesen Titel weiterempfehlen, in Ihrem Freundeskreis oder bei Ihrem Online-Kauf.

Sollten wir Ihre Erwartungen so gar nicht erfüllt haben, tauschen wir Ihnen Ihr Buch jederzeit gegen ein gleichwertiges zum gleichen oder ähnlichen Thema um.

KONTAKT ZUM LESERSERVICE

GRÄFE UND UNZER VERLAG
Grillparzerstraße 12
81675 München
www.gu.de

Impressum

GU ist eine eingetragene Marke der GRÄFE UND UNZER VERLAG GmbH, www.gu.de

ISBN 978-3-8338-9578-4
1. Auflage 2024

Aktualisierte Neuausgabe von Bluthochdruck senken, GRÄFE UND UNZER VERLAG GmbH, 2013, ISBN 978-3-8338-3408-0

Lektorat: Ulrike Geist
Bildredaktion: Henrike Schechter, Angela Kotow, Simone Hoffmann
Cover und Umschlaggestaltung: ki36 Editorial Design, München, Sabine Skrobek
Layout: ki36 Editorial Design, München, Bettina Stickel
Herstellung: Petra Roth
Satz: Christopher Hammond
Reproduktion: Medienprinzen GmbH, München
Druck und Bindung: Firmengruppe APPL, aprinta druck, Wemding

GRÄFE UND UNZER

Ein Unternehmen der
GANSKE VERLAGSGRUPPE

Umwelthinweis:
Nachhaltigkeit ist uns sehr wichtig. Der Rohstoff Papier ist in der Buchproduktion hierfür von entscheidender Bedeutung. Daher ist dieses Buch auf PEFC-zertifiziertem Papier gedruckt. PEFC garantiert, dass ökologische, soziale und ökonomische Aspekte in der Verarbeitungskette unabhängig überwacht werden und lückenlos nachvollziehbar sind.

Die GU-Homepage finden Sie unter www.gu.de

Bildnachweis:
Cover: Stocksy.com
Adobe Stock: S. 113_2, U3, U4 (Wh.), Innenklappe vo. li.; Annette Bopp: S. 2_3 (Wh.), 63, 92, 116, 117; Nele Braas: S. 120; Dreamstime.com: S. 34; Getty Images: S. 5_1 (Wh.), 26, 55, 81, 99, 102; iStockphoto.com: S. 8, 16, 22, 38, 58, 61, 100, 104, 112, Innenklappe vo. re.; Mauritius Images: S. 5_2 (Wh.), 36, 85, 89, 113_1; privat: S. 6_2; Plainpicture: S. 23, 50; Julian Rentzsch (Nach einer Vorlage in Rohen, J.W.: Morphologie des menschlichen Organismus, Verlag Freies Geistesleben, S. 179): S. 12; Shutterstock.com: S. 2_1 (Wh.), 2_2 (Wh.), 17, 20, 24, 29, 32, 41, 52, 57, 65, 69, 70, 73, 74, 90, 106, Innenklappe hi. li.; Stocksy.com: S. 10, 94; Carsten Strübbe: S. 6_1
Syndication: Bildagentur Image Professionals GmbH, Tumblingerstr. 32, 80337 München
www.imageprofessionals.com

Wichtiger Hinweis
Die Gedanken, Methoden und Anregungen in diesem Buch stellen die Meinung bzw. Erfahrung der Verfasser dar. Sie wurden von den Autoren nach bestem Wissen erstellt und mit größtmöglicher Sorgfalt geprüft. Sie bieten jedoch keinen Ersatz für persönlichen kompetenten medizinischen Rat. Jede Leserin, jeder Leser ist für das eigene Tun und Lassen auch weiterhin selbst verantwortlich. Weder Autoren noch Verlag können für eventuelle Nachteile oder Schäden, die aus den im Buch gegebenen praktischen Hinweisen resultieren, eine Haftung übernehmen.